U0073228

本書特色與使用方法

■關於圖中箭頭

本書圖中箭頭的顏色代表以下意思：

← 治療師的誘導方向（藍色箭頭）

← 自主運動的方向（綠色箭頭）

⇐ 運動或狀態的方向（白色箭頭）

← 拉伸方向（紅色箭頭）

← 標示重點（黑色箭頭）

⇐ 扭矩（黃色箭頭）

■關於空白欄位

本書正文的兩側留有空白欄位，讀者們可在此做筆記或貼標籤等等，交由讀者們發揮利用。此外，正文中若有需要說明的用詞，也會在此處淺顯易懂地解說。

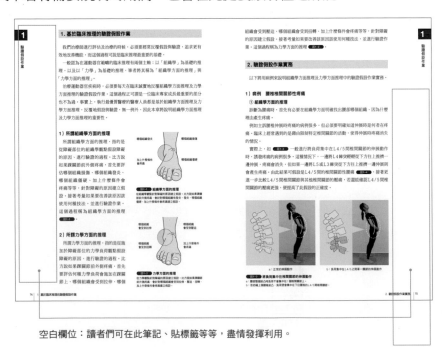

空白欄位：讀者們可在此筆記、貼標籤等等，盡情發揮利用。

※影片分享網站有時會因為網站等狀況，未預先告知就變更或移除影片；影片如為外文，恕無法提供翻譯。
　如有造成不便，還請見諒。

運動與醫學出版社臨床專家系列

入谷式

物理治療

評估與實務

入谷誠 雙腳與步態研究所

園部俊晴 Condition Labo

楓 葉 社

出版緣由

收到入谷師母發來「入谷住院了」的消息，是在2014年年底。之後入谷老師反覆進出醫院，同時過著「臨床」及「與癌症奮戰」的日子。老師的病情比想像中來得嚴重，換作一般人，我想會很挫折吧。然而入谷老師心中總是強烈掛念著臨床，治療副作用讓身體感到痛苦時，也總是面對臨床，展現出對抗癌症的姿態。

2016年1月12日入谷老師去世，但在那之前仍舊進行臨床活動。此時癌症已擴散到全身，身體衰弱到一但坐下便無法靠自己站起來的程度。即使如此，入谷老師依舊面對臨床到最後一刻，我想這是在展現老師自己的生活哲學。

入谷老師經常說「不論幾歲，時常懷抱著明天要比今天『進步』，努力成長的心態很重要」。老師時時抱持這個想法直到去世，便是句話富有深度的證明。連同如此面對臨床的想法在內，我們扎實地承繼了入谷式的治療概念，我強烈感受到必須要用成長來回報老師的恩情。

得知老師罹癌後，我立即將「想將入谷老師的臨床經驗保留在書籍中」的想法告訴老師。入谷老師只說了一句「我知道了」，然後反覆不停地討論、持續製作原稿。老師身體狀況不佳時說「今天就這樣吧」的日子也不少，途中變成由我製作原稿，再請入谷老師檢查。入谷老師連讀原稿都很辛苦的時候仍舊堅韌地陪同製作，真的非常感謝老師。後來，雖不是很完整，但完成了作為本次書籍基礎的原稿。

本書以該原稿為基礎，再由我在內的入谷學生們補充潤飾，終至完成。雖然並非完全由入谷老師打造，仍就是將入谷式治療概念傳承給後世的好書。我感覺這本書就像宮本武藏的《五輪書》，將永遠流傳在復健領域。為了傳承下去，身為學生的我們利用入谷老師的治療概念，「證明能夠為改善眾多患者的機能做出貢獻」很重要。正因如此，我們學生有必要傳達本書寫的內容對臨床具有多深重的意義。

入谷老師教授了我們眾多經驗，都是我們的財產。其中一路走來看著總是懷有「想讓眼前患者變好」的想法，並只為了這個目的全心投入的入谷老師身影，更是我們一生的寶物。從今以後，為了將如此強烈的心願及入谷式治療概念流傳百年以上，縱使我力量微薄，仍舊會拚盡全力。

學生代表
Condition Labo 所長　園部 俊晴

目　次

第3章　評估

第4章　入谷式相對理論

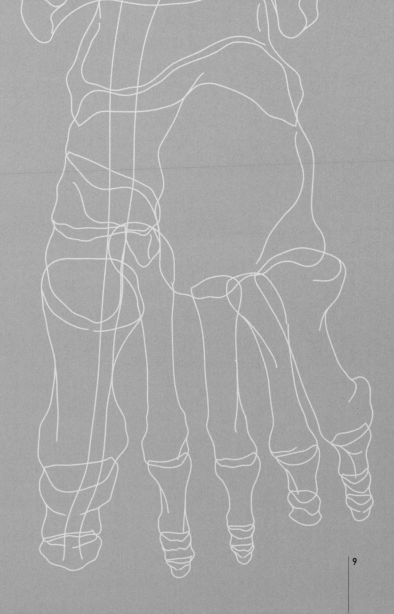

序 章
我身為臨床專家
的理念

入谷 誠

我作為臨床專家面對患者31年，其中18年在大學醫院工作，之後1年半經由工作的公司獨立，成立自己的治療院所「雙腳與步態研究所」，從此以後我在這治療院所執行臨床實務到現在。這31年的臨床實務中，我感覺到自己呈現出了身為臨床專家應有的態度。本章將以「我身為臨床專家的理念」為主題，統整我純粹率直的理念如下：

1. 所謂醫療的目的

　　醫療原本的目的是「從醫療的專業立場，幫助身體、心理或社會方面有困擾的患者減輕或消除其煩惱」。我認為醫療本身是「應該要睜眼直視、毫不逃避遮掩的對象」。也就是說，有必要認知到醫療應該面對的目標方向為「注視著每一位患者，總是從患者的觀點進行醫療」。

　　由於執行醫療的工作大多會受到患者感謝，總有醫療人員容易抱持著「自己很偉大」的錯誤認知。然而這不過是自戀，誠實、專注地面對每位患者才是醫療的本質，我認為我們每位醫療人員都要牢記這點。

2. 臨床專家應有的態度

　　我認為臨床專家在醫療環境中，應該是隨時站在最前方的集團，而且必須正視一位位患者，持續朝向醫療應有的方向。由此可知，評估臨床專家時要專注在「是否能消除眼前患者的症狀」這點上，因此我認為臨床專家的技術以及其背後的知識是為了滿足患者而存在的。無論背後多認真學習、多努力研究優異的主題，說到底不過是枝微末節，絕對無法拿來評估臨床專家的本質。我自己專注著眼於「是否能消除眼前患者的症狀」，並以此評估自己，接著尋思身為臨床專家為了成長應該有何態度。

3. 成長就是反覆假設與驗證

若是真摯地面對臨床實務、捨棄自以為是的想法、誠實診斷患者，會在臨床上遭遇眾多疑問及難關。針對這些疑問或難關建立假設、再針對這些假設進行驗證的作業，我認為是身為臨床專家為了成長最必須做的事。藉由反覆地假設與驗證，我想便能找出執行臨床實務時作為「中心思想」的概念。

身為臨床專家，為了讓自己成長，最重要的是針對患者的症狀反覆假設與驗證。事實上，我感受到執行最優質醫療實務的醫療人員都是誠實地反覆著假設與驗證，無一例外。

4. 為了傳承技術

在研究範疇也同樣可以這麼說，然而近年來不得不令人認為反映醫療原本目的的研究日漸稀少，為了取得學位的研究或者為了研究的研究卻越來越多。我認為研究本來應該是針對假設進行驗證的手段，也就是說，所謂研究，是透過定性或定量的方法找出某種規律。之後從這個規律連結到醫療實務，再根據進一步的研究找出下個規律，有必要如此循環下去。我想，經過如此循環，便能提升醫療的品質。

此外，既然臨床專家身為醫療的專業人士，就必須將透過成長獲得的知識與技術化為有形，傳給後世。如此串聯起眾多臨床專家的成長，最終便得以回饋到每個患者身上。

以上是我對臨床實務的想法，我很自豪自己總是懷抱著如此思想面對臨床實務，同時，往後也想將一生投注在臨床上，尤其熱切希望年輕的臨床專家能成為「替自己臨床成果感到驕傲」的人。

第**1**章
驗證假設作業

園部 俊晴

1. 基於臨床推理的驗證假設作業

我們治療師進行評估及治療的時候，必須要經常反覆假設與驗證，追求更有效地改善機能，而這個過程可說是臨床推理最重要的基礎。

一般認為在運動器官範疇的臨床推理有兩個主軸：以「組織學」為基礎的推理，以及以「力學」為基礎的推理，筆者將其稱為「組織學方面的推理」與「力學方面的推理」。

治療運動器官疾病時，必須要每天在臨床誠實地反覆組織學方面推理及力學方面推理的驗證假設作業。這個過程正可謂是一位臨床專家成長最重要的部分也不為過。事實上，執行最優質醫療的醫療人員都是基於組織學方面推理及力學方面推理，反覆地假設與驗證，無一例外，因此本章將說明組織學方面推理及力學方面推理的重要性。

1）所謂組織學方面的推理

所謂組織學方面的推理，指的是從障礙部位的組織學觀點假設障礙的原因、進行驗證的過程。比方說如果踝關節前外側疼痛，首先要評估哪個組織損傷、哪個組織發炎、哪個組織僵硬、加上什麼條件會疼痛等等，針對障礙的原因建立假設。接著考量如果要改善該原因該使用何種技法，並進行驗證作業。這個過程稱為組織學方面的推理 圖1-1 。

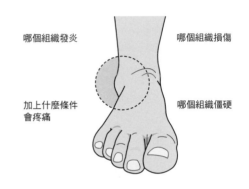

圖1-1 **組織學方面的推理**
從組織學觀點針對障礙的原因建立假設。比方說如果踝關節前外側疼痛，會針對哪個組織有發炎、發炎、哪個組織僵硬、加上什麼條件會疼痛建立假設。

2）所謂力學方面的推理

所謂力學方面的推理，指的是從施加於障礙部位的力學負荷觀點假設障礙的原因、進行驗證的過程。比方說如果踝關節前外側疼痛，首先要評估何種力學負荷會施加在踝關節上、哪個組織會受到拉伸、哪個

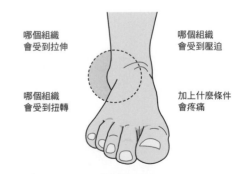

圖1-2 **力學方面的推理**
從力學觀點針對障礙的原因建立假設。比方說如果踝關節前外側疼痛，會針對哪個組織會受到拉伸、壓迫、扭轉、加上什麼條件會疼痛建立假設。

組織會受到壓迫、哪個組織會受到扭轉、加上什麼條件會疼痛等等，針對障礙的原因建立假設。接著考量如果要改善該原因該使用何種技法，並進行驗證作業。這個過程稱為力學方面的推理 圖1-2 。

2. 驗證假設作業實務

以下將用病例來說明組織學方面推理及力學方面推理中的驗證假設作業實務。

1）病例　腰椎椎間關節性疼痛

① 組織學方面的推理

診斷為腰痛時，首先有必要在組織學方面明確找出腰部哪個組織、因為什麼理由產生疼痛。

例如主訴腰椎伸展時疼痛的病例很多，但必須要明確知道伸展時是何者在疼痛。臨床上經常遇到的是藉由限制特定椎間關節的活動，使得伸展時疼痛消失的情況。

實際上，如 圖1-3 一般進行將負荷集中在L4/5間椎間關節的伸展動作時，誘發疼痛的病例很多。這種情況下，一邊將L4棘突輕輕從下方往上推擠一邊伸展，疼痛會消失，但如果一邊將L5或L3棘突從下方往上推擠一邊伸展則會產生疼痛。由此結果可假設是L4/5間的椎間關節性腰痛 圖1-4 [1][2]，接著更進一步比較L4/5間椎間關節與其他椎間關節的壓痛，若還能確認L4/5間椎間關節的壓痛更強，便提高了此假設的正確度。

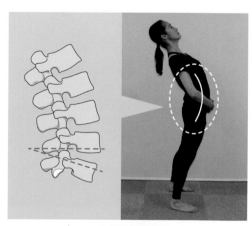

a：正常的伸展動作

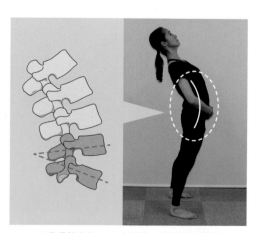

b：負荷集中在L4/5之間單一關節的伸展動作

圖1-3　將負荷集中在椎間關節的伸展動作

a：腰部整個前凸時負荷不會集中在1個椎間關節上。
b：若妨礙上側腰椎前凸，負荷便會集中在下位腰椎的L4/5間椎間關節。

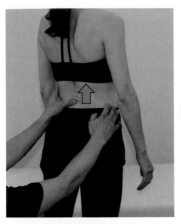

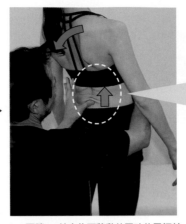

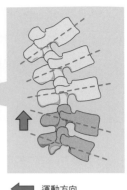

運動方向

制動方向

a：徒手不讓L4棘突往下移動。　　　　　b：不讓L4棘突往下移動的同時伸展軀幹。

圖1-4 椎間關節的徒手制動（引用改變自文獻2成田的方法）

a：觸摸到L4棘突，徒手不讓L4棘突往下移動。
b：徒手不讓L4棘突往下移動的同時伸展軀幹，L4/5間的伸展時疼痛消失。

② 力學方面的推理

　　接下來推理施加於產生疼痛組織上的力學負荷為何。就腰部疾病來說，要觀察患者姿勢或者產生疼痛的生活動作、體育動作來推測力學負荷，以此為基礎改善其活動。例如像搖擺背一般下側軀幹往前的姿勢，大多會讓腰椎下側的椎間關節承受擠壓負荷 **圖1-5a** 。不僅如此，冠狀面上伴隨著腰椎側彎，更助長了腰椎下側椎間關節的擠壓負荷 **圖1-5b** 透過改善這些情況用的動作學習、限

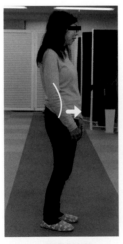

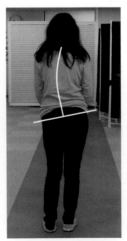

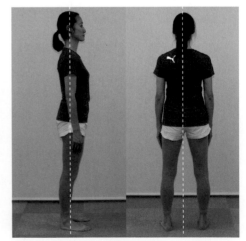

a：搖擺背姿勢　　　　　b：腰椎側彎的姿勢　　　　　c：優良姿勢

圖1-5 站立時的不良姿勢與優良姿勢

a：搖擺背姿勢時下側軀幹往前，椎間關節容易承受擠壓負荷。
b：冠狀面上伴隨腰椎側彎的姿勢更助長了椎間關節的擠壓負荷。
c：如果不讓下側軀幹往前或腰椎側彎，減輕了椎間關節的疼痛，則該假設的正確度高。

制下側軀幹往前移動的腳底板、鞋墊等，如果動作時疼痛減輕，便能假設下側軀幹往前或腰椎側彎姿勢是產生力學負荷的主要原因[1)2)]。

2）病例　鵝足部分疼痛

① 組織學方面的推理

膝內側部分疼痛時，首先有必要在組織學方面明確找出膝內側部分哪個組織、因為什麼理由產生疼痛。

例如膝內側部分疼痛不是只有關節內側面疼痛，鵝足部分伴隨壓痛的病例也不少。而鵝足部分疼痛中許多源自股薄肌，膝屈曲位時讓下肢呈最大外展，再以外力被動伸展膝蓋，如果因此誘發疼痛，便能假設這是源自股薄肌的鵝足部分疼痛　**圖1-6**　。接著拉伸股薄肌，之後如果鵝足部分疼痛改善，便提高了此假設的正確度[3)]。

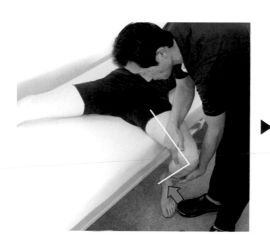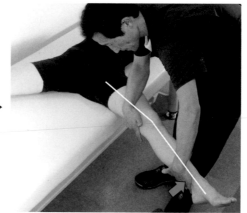

誘導方向

圖1-6　股薄肌的伸展測試
膝屈曲位時讓下肢呈最大外展，再以外力被動伸展膝蓋，如果因此誘發疼痛，便能假設這是源自股薄肌的鵝足部分疼痛。

② 力學方面的推理

接下來推理施加於產生疼痛組織上的力學負荷為何。就鵝足部分疼痛來說，要進行負重位下的應力測試或者觀察患者的走路、跑步動作來推測力學負荷。比方說在走路、跑步的站立後半期時，髖關節內收力矩或膝關節內翻力矩過剩的病例很多　**圖1-7**　。因此如果改善站立後半期的力矩，能減輕動作時的疼痛，便能假設髖關節內收力矩或膝關節內翻力矩是產生力學負荷的主要原因。此外，關於力矩之後會在第2章詳細說明（P.24起）。

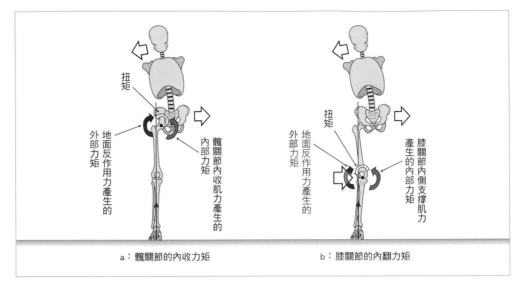

a：髖關節的內收力矩　　　　　　　　　b：膝關節的內翻力矩

圖1-7 **容易引起鵝足炎的動作**

a：如果骨盆往內側或身體重心偏向內側，地面反作用力向量會通過髖關節更外側處，
　增加髖關節內收力矩。

b：如果膝關節外翻角度大，地面反作用力向量會通過膝關節外側處，增加膝關節內翻
　力矩。

→ 肌肉被拉伸的方向

⇨ 扭矩方向

→ 施力方向

3）病例　踝關節前方疼痛

① 組織學方面的推理

　　踝關節前方疼痛時，首先有必要在組織學方面明確找出踝關節哪個組織、因
為什麼理由產生疼痛。

　　踝關節前方疼痛大多主訴是負重位下的背屈疼痛，與屈拇長肌的縮短或黏連
相關者不在少數。事實上，伸展拇趾同時背屈踝關節，有時與健側相比踝關節
後方會過度緊繃或者產生疼痛。

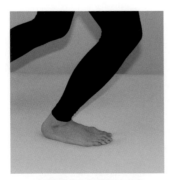

a：負重位下的背屈時疼痛

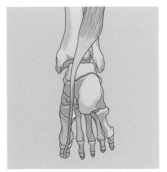

b：屈拇長肌的解剖學位置

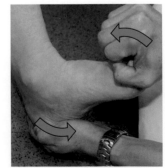

c：拉伸屈拇長肌

圖1-8 **負重位下的背屈疼痛病例1**

a：如果主訴是負重位下的背屈時踝關節前方疼痛，要考慮屈拇長肌的影響。

b：屈拇長肌是從小腿後側長過來的肌肉，臨床上容易產生縮短或黏連，這些情況會使得背屈的關節運動軸往前方偏移，造成
　踝關節前方疼痛。

c：如果拉伸屈拇長肌減輕了疼痛，便提高了此假設的正確度。

一旦屈拇長肌縮短或黏連，踝關節背屈時踝關節的關節軸會往前方偏移，所以可假設因此產生了關節前方夾擠 ▆圖1-8a ▆圖1-8b 。如果此時拉伸屈拇長肌 ▆圖1-8c ，能減輕負重位下的背屈疼痛，便更加提高了此假設的正確度。

② 力學方面的推理

接下來推理施加於產生疼痛組織上的力學負荷為何。踝關節前方夾擠時，不僅踝關節軸會往前方偏移，有距骨外轉情況者也很多 ▆圖1-9a 。因此如果徒手誘導踝關節軸往後 ▆圖1-9b 、接著貼紮誘導距骨內轉 ▆圖1-9c 後，能改善負重位下的背屈疼痛，便可假設踝關節軸前方偏移與距骨外轉是產生力學負荷的主要原因。

以上是針對腰部、膝關節、踝關節常見病例，所進行的組織學方面推理及力學方面推理。

如本項所提過的，我們在臨床上光靠著影像所見就推測疼痛部位、進行治療並不充分，有必要像利用病例說明這樣，假設組織學方面是何者產生疼痛、實際針對該組織施行技法後確認情況有無改善。透過前述過程，才能判斷出產生疼痛的組織，並治療該組織。

再者，從力學觀點來看，應該會有施加於該疼痛組織的力學負荷，因此有必要假設成為疼痛原因的力學負荷為何，施行技法後確認情況有無改善。透過前述過程，才能判斷出造成疼痛的力學負荷，並進行治療。我們必須銘記在心：一定要進行如此基於假設的治療。

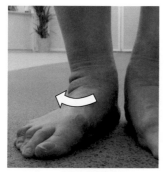
a：距骨外轉

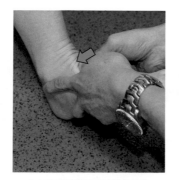
b：徒手誘導踝關節往後移動

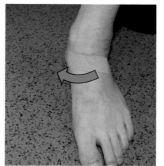
c：誘導距骨內轉的貼紮

▆圖1-9 負重位下背屈疼痛的病例2

a：產生距骨外轉的病例。
b：抓住踝關節前方，一邊背屈一邊將踝關節往後推擠。
c：誘導距骨內轉的貼紮。

3. 驗證假設作業中活用動作分析
一定要記住之處

　　以上是利用病例來說明驗證假設作業的重要性及實務相關內容。筆者進行「組織學方面的推理」及「力學方面的推理」這兩項臨床推理，尤其進行力學方面推理時，覺得動作分析是必要的評估技術（這部分請參閱P.63以後）。再者，為了活用動作分析的知識與評估技術，我認為進行從組織學方面推理到力學方面推理的過程很重要，理由在於觀察動作、找出正常與異常的要素、再針對該要素努力施行技法的思考方式，在臨床上是無可比擬的。

　　為了深刻理解這點，以下舉有髕骨肌腱炎（病例A）、髕骨下脂肪墊疼痛（病例B）、髕上囊滑動障礙引起疼痛（病例C）的3個病例 **圖1-10** 來說明：

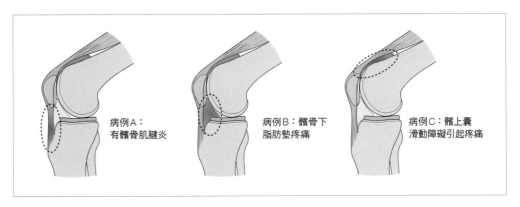

圖1-10 呈現相同力矩3病例的疼痛部位
此3病例都因為膝關節的伸展、內轉及外翻力矩產生疼痛，但起因組織不同。

　　這3個病例在組織學方面疼痛的原因各有不同，然而動作分析導出的異常結果卻很類似，例如無論哪個病例中，膝關節的「伸展力矩」、「內轉力矩」、「外翻力矩」都是過剩的 **圖1-11** 。

　　不過根據疼痛的組織不同，應該改善的力學理所當然不同。例如以病例A來說，必須改善過剩的膝關節伸展力矩來緩和症狀，因此有必要評估軀幹質量中心往後或骨盆後傾等增加膝關節伸展力矩的因素，再努力改善該因素。再者以病例B來說，要確認小腿是否產生過剩的內轉力矩，如果不改善內轉力矩，即使改善了其他力矩，髕骨下脂肪墊依舊會疼痛。

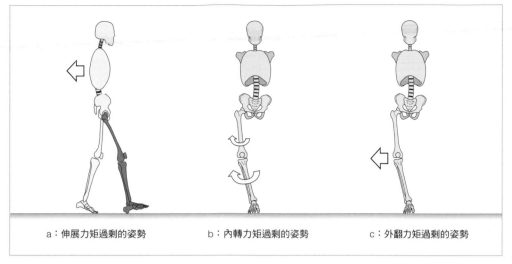

a：伸展力矩過剩的姿勢　　　　b：內轉力矩過剩的姿勢　　　　c：外翻力矩過剩的姿勢

圖1-11　3病例共通的膝關節力矩
即使是完全不同的疾病，無論哪個病例的膝關節伸展力矩、內轉力矩、外翻力矩都過剩。

　　接著說到病例C，力學方面不改善就無法改善症狀，除了在組織學方面改善髕上囊的滑動性，還有必要找出「目標」力矩。

　　換句話說，每個病例都因為「某個組織疼痛」而使得力學「目標」不同，因此有必要先進行組織學方面的推理，明確找出「某個組織疼痛」。
　　接下來看看兩個即使施加了相同的力學負荷，產生力學負荷的原因也不同的病例吧 **圖1-12** 。

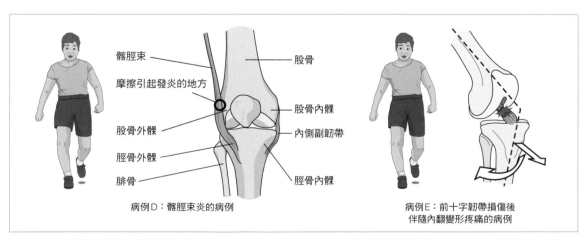

髂脛束
摩擦引起發炎的地方
股骨外髁
脛骨外髁
腓骨

股骨
股骨內髁
內側副韌帶
脛骨內髁

病例D：髂脛束炎的病例

病例E：前十字韌帶損傷後
伴隨內翻變形疼痛的病例

圖1-12　兩個伴隨過度膝關節外翻力矩的病例
這兩個病例都伴隨著過度膝關節外翻力矩，但治療方向不同。

這兩個病例都是在膝關節施加了過度的外翻力矩（往內翻方向的力量），不過從治療方向來說，為了改善髂脛束炎的外翻力矩，有必要拉伸髂脛束，改善膝關節內翻的列位。

而前十字韌帶損傷後伴隨內翻變形疼痛病例的治療方向則有些許不同，因為前十字韌帶大多是外翻受傷，損傷後會避免外翻，時間一久這個逃避動作便引起內翻變形。所以如果誘導膝蓋往外翻方向，反而加強了逃避動作，容易加速內翻變形。

從這兩個病例可知，在臨床上經常出現即使施加了相同的力學負荷，治療方向也會相異的情況。

正如前述介紹過的病例A～E所示，思路為「從動作分析找出正常與異常的要素，再針對該要素努力施行技法」的治療師，無法找到「目標」的力學，由此可知，我們進行驗證假設作業時，務必遵守下列順序：

那就是「先進行組織學方面的推理，再進行力學方面的推理」。

我們千萬要記得，如果不遵守這個順序，便無法將動作分析活用於驗證假設作業中。筆者的臨床實務也很重視這個順序。入谷式治療的精髓在於力學方面的推理，所以本書之後的說明也會以力學方面的推理為主體，不過希望各位知道，臨床實務上有必要遵守「先進行組織學方面的推理，再進行力學方面的推理」的順序。此外，組織學方面的推理可參閱參考文獻的1）與6）～9）。

參考文獻

1）高橋弦・園部俊晴：腰痛の原因と治療．運動と医学の出版社 2019.
2）成田崇矢：腰痛の病態別運動療法，金岡恒治編：文光堂：東京：p. 62－81. 2015.
3）林典雄：膝関節拘縮に対する運動療法の考え方．The Journal of Clinical Physical Therapy 8：1-11, 2005.
4）園部俊晴・他：スポーツ外傷・障害に対する術後のリハビリテーション 改訂版．運動と医学の出版社 2013.
5）園部俊晴：運動連鎖を応用した動作分析．臨床スポーツ医学29：23-28．文光堂 2012.
6）園部俊晴：ランナーへの足底挿板療法．ランニング障害のリハビリテーションとリコンディショニング　文光堂 2012. pp213－220
7）林典雄・他：運動器疾患の機能解剖学に基づく評価と解釈 上肢編．運動と医学の出版社 2019.
8）林典雄・他：運動器疾患の機能解剖学に基づく評価と解釈　下肢編．運動と医学の出版社 2019.
9）赤羽根良和：機能解剖学に見た膝関節疾患に対する理学療法．運動と医学の出版社 2018.

第2章
關節力矩

入谷 誠
園部 俊晴

1. 所謂關節力矩

　　入谷式治療的精髓在於力學方面的推
理。為了理解力學方面的推理，關節力矩
是不可或缺的知識，所以本章將詳細說明
關節力矩。

　　所謂關節力矩，指的是肌肉張力等產生
「讓關節轉動的作用」，也可寫成扭矩。以
臨床觀點來說，就是「阻止身體倒下的力
量」，進行力學方面的推理時，除了考慮關
節運動，也有必要額外探討關節力矩。

　　來思考看看像 **圖2-1**，身體重心位在
膝關節後方深蹲的時候吧。此時膝關節屈
曲，為了維持這個狀態，需要阻止膝關節
屈曲的力量，那麼此阻止的力量便稱為關
節力矩。**圖2-1** 深蹲的狀態下，阻止膝
關節屈曲的力量是由膝關節伸展肌的肌力

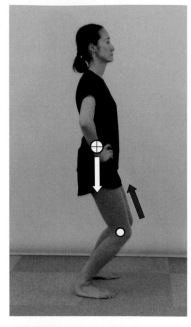

圖2-1 膝關節伸展力矩
如果身體重心位於膝關節後方，施加屈曲膝
關節的力量同時，股四頭肌等膝關節伸展肌
的張力也會運作來對抗此力量，這個狀態便
是膝關節伸展力矩在作用。

負責。也就是說，膝部的關節運動是屈曲，膝部的關節力矩是伸展力矩（股四
頭肌等的肌肉張力）。此關節力矩可分為內部力矩與外部力矩，不過本書標示出
來的是內部力矩。此外，扭矩則表示各關節轉動的力量方向。

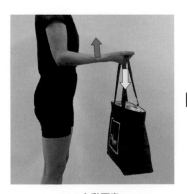
a：主動要素

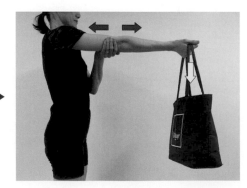
b：被動要素

圖2-2 關節力矩中的主動要素與被動要素
a：自己施力產生的關節力矩稱為主動要素。
b：即使自己沒有施力也會產生的關節力矩稱為被動要素。

 肌肉被拉伸的方向

 扭矩方向

 施力方向

此外，關節力矩中有主要要素及被動要素，老實說，這對力學初學者而言會將關節力矩搞得很難理解。為了理解這兩個要素，請看 圖?-? 。 圖2-2a 中有個重物伸展肘部的扭矩（轉動力），相對的，肱二頭肌等則發揮對抗此扭矩的作用。也就是說，肱二頭肌承擔了屈曲力矩，這是主動要素（可說是自己施力而承擔了關節力矩）。然而 圖2-2b 中，即使肌肉沒有用力，關節也能靜止不動，這種情況下，即使肌肉沒有用力，肘關節前面的韌帶等軟組織及肘關節後面的骨頭也能抵抗肘關節伸展扭矩，抑制關節活動，此時肌肉以外的軟組織及骨頭則承擔了屈曲力矩，這是被動要素（可說是即使自己沒有施力，卻由肌肉以外的組織承擔了關節力矩）。

筆者認為大多數運動器官疾病的情況中，力學因素的影響很大。也就是說，每個人的姿勢或動作的特性，會對各關節或肌肉施加力學負荷，進而產生緊繃或疼痛的感覺。此力學因素中，關節力矩尤其與肌肉活動、力學負荷的關係密切，因此臨床上有必要掌握會產生哪種關節力矩，進行評估與治療。

如第1章所述，首先透過組織學方面的推理，明確找出哪種組織產生疼痛很重要。然而許多運動器官疾病會由於力學因素產生、助長症狀，基於這點，從力學觀點來診察患者的過程也有其必要。而且筆者也認為這種根據力學觀點進行的評估與治療，是活用治療師特性的機會。那麼接下來，將分別從矢狀面及冠狀面來說明下肢的各關節力矩。

2. 下肢各關節力矩考量方式

為了理解力學面的推理，需要步態動作中關節力矩的知識。首先，步態動作可大致分為站立期與擺動期兩階段，稱為步態週期。臨床上，可在這兩階段確認問題，不過問題大多存在於站立期，心裡必須先有個底。

站立期是從腳跟觸地到腳尖離地的時期，據說一個步態週期約有60％是站立期。臨床上會將站立期分為站立前半期與站立後半期兩階段 圖2-3 ，知道前半期與後半期中下肢各關節力矩應掌握的重點非常重要[※]。接下來，將分別介紹在站立前半期與站立後半期中，各關節的關節力矩（矢狀面與冠狀面）考量方式。

※ 關於步態週期：希望各位先記得，臨床上力學負荷的問題大多集中在站立前半期的承重反應期（以下稱為
LR）與站立後半期的站立末期（以下稱為TSt）。

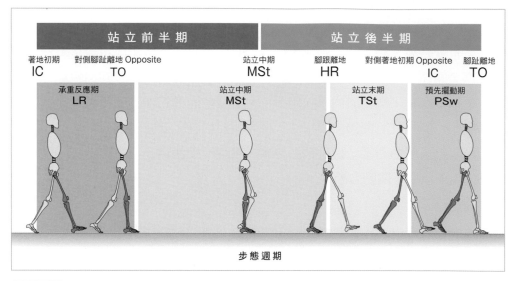

圖2-3 站立前半期與站立後半期

站立期可分為：承重反應期（LR，雙腳支撐的時期）、站立中期（MSt，單腳支撐的時期）、站立末期（TSt，單腳支
撐且抬起腳跟的時期）、預先擺動期（PSw，對側腳跟觸地且雙腳支撐的時期）4個階段。
其中站立前半期指的是LR到MSt，站立後半期則是MSt到PSw。

1）髖關節力矩的考量方式

① 矢狀面的力矩

　　平常步態的站立前半期時，會像 **圖2-4a** 一樣，地面反作用力向量通過髖
關節前方，因此髖關節的伸展力矩發揮作用。此時矢狀面上，如果骨盆位於
後方，或者軀幹的質量中心（以下稱為COM）位於後方，會如 **圖2-4b** 、
圖2-4c 所示，地面反作用力向量通過髖關節前方比平常更往前的位置。如此
一來，髖關節的伸展力矩增大，為了維持與此力矩的抗衡，髖關節伸展肌群便
比平常更用力，而這種關節力矩的變化是髖關節伸展肌群肌肉張力亢進很大的
原因。臨床上主訴感覺臀部後方緊繃的病例中，也可見到非常多骨盆位於後方
或COM位於後方的情況。

　　另一方面，平常步態的站立後半期時，會像 **圖2-5a** 一樣，地面反作用力向
量通過髖關節後方，因此髖關節的屈曲力矩發揮作用。此時矢狀面上，如果骨
盆位於前方，或者COM位於前方，會如 **圖2-5b** 、 **圖2-5c** 所示，地面反作用
力向量通過髖關節後方比平常更往後的位置。如此一來，髖關節的屈曲力矩增
大，為了維持與此力矩的抗衡，髖關節屈曲肌群便比平常更用力，而臨床上主
訴感覺髖關節前方緊繃的病例中，也可見到非常多骨盆位於前方或COM位於前

方的情況。理解這種髖關節伸展的肌肉收縮作用於站立前半期、髖關節屈曲的肌肉收縮作用於站立後半期的情況很重要[※]。

※ 關於臨床現場：不同於插圖，實際發生在臨床上的現象非常不明顯。然而靠著這些微的差異便能進行評估、帶出結果，所以希望各位專注用心地觀察。再者，矢狀面的變化最終需要能在冠狀面進行評估，也希望各位好好留意。

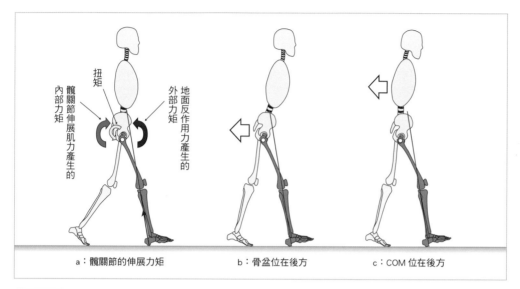
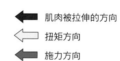

a：髖關節的伸展力矩　　　　b：骨盆位在後方　　　　c：COM 位在後方

圖2-4 髖關節的伸展力矩

a：如果地面反作用力向量通過髖關節前方，骨盆往後方轉動的同時，髖關節會朝著屈曲方向活動，因此髖關節伸展肌群會像要與此抗衡般發揮作用。

b、c：如果骨盆位在後方（b）或COM位在後方（c），地面反作用力向量會通過髖關節更前方的位置，是髖關節伸展肌群緊繃亢奮很大的原因。

◀■ 肌肉被拉伸的方向
◁□ 扭矩方向
◀■ 施力方向

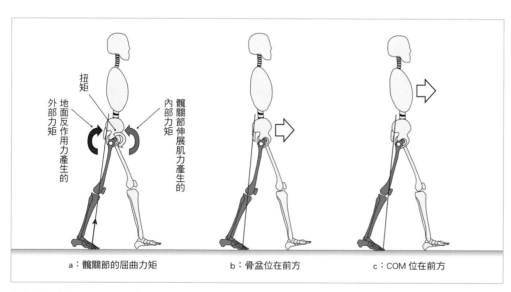
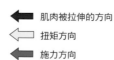

a：髖關節的屈曲力矩　　　　b：骨盆位在前方　　　　c：COM 位在前方

圖2-5 髖關節的屈曲力矩

a：如果地面反作用力向量通過髖關節後方，骨盆往前方轉動的同時，髖關節會朝著伸展方向活動，因此髖關節屈曲肌群會像要與此抗衡般發揮作用。

b、c：如果骨盆位在前方（b）或COM位在前方（c），地面反作用力向量會通過比一般還要後方的位置。

◀■ 肌肉被拉伸的方向
◁□ 扭矩方向
◀■ 施力方向

② 冠狀面的力矩

平常步態的站立前半期時，會像 圖2-6a 一樣，地面反作用力向量通過髖關節內側，因此髖關節的外展力矩發揮作用。此時冠狀面上，如果骨盆位於外側，或者COM位於外側，會如 圖2-6b 、 圖2-6c 所示，地面反作用力向量通過髖關節內側比平常更往內的位置。如此一來，髖關節的外展力矩增大，為了維持與此力矩的抗衡，髖關節外展肌群便比平常更用力，而這種關節力矩的變化是髖關節外展肌群肌肉張力亢進很大的原因。臨床上主訴感覺臀部外側緊繃的病例中，也可見到非常多骨盆位於外側或COM位於外側的情況。

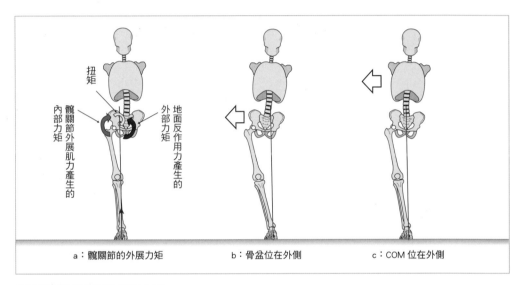

a：髖關節的外展力矩　　　　　　b：骨盆位在外側　　　　　　c：COM位在外側

圖2-6 **髖關節的外展力矩**

a：如果地面反作用力向量通過髖關節內側，會讓骨盆往外側移動且對側的骨盆下沉，
　因此髖關節外展肌群會像要與此抗衡般發揮作用。
b、c：如果骨盆位在外側（b）或COM位在外側（c），地面反作用力向量會通過髖關
　　節更內側的位置。

◀ 肌肉被拉伸的方向
◁ 扭矩方向
◀ 施力方向

另一方面，平常步態的站立後半期時，如果骨盆位於內側，或者COM位於內側，則會像 圖2-7 一樣，地面反作用力向量通過髖關節更外側處。如此一來，髖關節的內收力矩增大，為了維持與此力矩的抗衡，髖關節內收肌群便發揮作用，而臨床上主訴感覺大腿上內側部分緊繃的病例中，也可見到非常多骨盆位於內側或COM位於內側的情況。理解這種髖關節外展的肌肉收縮作用於站立前半期、髖關節內收的肌肉收縮作用於站立後半期的情況很重要。

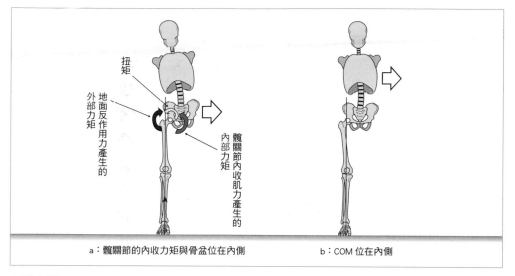

a：髖關節的內收力矩與骨盆位在內側　　　　b：COM 位在內側

圖2-7 髖關節的內收力矩

a：如果骨盆位於內側，地面反作用力向量會通過髖關節更外側的位置，因此髖關節內
　收肌群會像要與此抗衡般發揮作用。
b：如果COM位於內側，地面反作用力向量會通過髖關節更外側的位置。

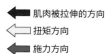

肌肉被拉伸的方向
扭矩方向
施力方向

2) 膝關節力矩的考量方式

① 矢狀面的力矩

平常步態的站立前半期時，會像 **圖2-8a** 一樣，地面反作用力向量通過膝關
節後方，因此膝關節的伸展力矩發揮作用。此時冠狀面上，如果膝關節屈曲角

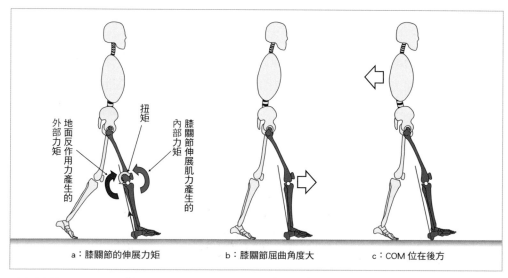

a：膝關節的伸展力矩　　　　b：膝關節屈曲角度大　　　　c：COM 位在後方

圖2-8 膝關節的伸展力矩

a：如果地面反作用力向量通過膝關節後，大腿往前方移動的同時，膝關節會朝著屈曲
　方向活動，因此膝關節伸展肌群像要與此抗衡般發揮作用。
b、c：如果膝關節的屈曲角度比平常大（b）或COM位在後方（c），地面反作用力向
　量會通過膝關節比平常更後方的位置。

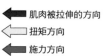

肌肉被拉伸的方向
扭矩方向
施力方向

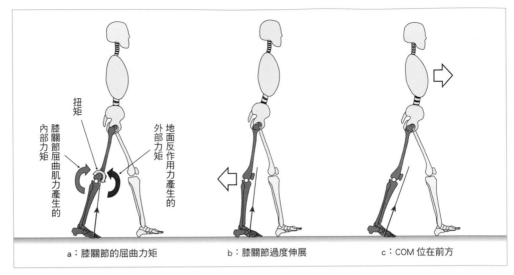

扭矩

膝關節屈曲肌力產生的
內部力矩

地面反作用力產生的
外部力矩

a：膝關節的屈曲力矩　　　　b：膝關節過度伸展　　　　c：COM 位在前方

圖2-9　膝關節的屈曲力矩

a：如果地面反作用力向量通過膝關節前方，大腿往後方移動的同時，膝關節會朝著伸
　展方向活動，因此膝關節屈曲肌群會像要與此抗衡般發揮作用。
b、c：如果膝關節過度伸展（b）或COM過度位在前方（c），地面反作用力向量會通
　　　過膝關節比平常還要前方的位置。

◀━ 肌肉被拉伸的方向

◁ 扭矩方向

◀ 施力方向

度比平常大，或者COM過度位於後方，會如 **圖2-8b** 、 **圖2-8c** 所示，地面反作用力向量通過膝關節前方比平常更往後的位置。如此一來，膝關節的伸展力矩增大，為了維持與此力矩的抗衡，膝關節伸展肌群便比平常更用力，而這種關節力矩的變化是膝關節伸展肌群肌肉張力亢進很大的原因。臨床上主訴感覺膝關節伸展肌群緊繃或髕骨肌腱疼痛的病例中，也可見到非常多膝關節屈曲位負重或身體重心位於後方的情況。

　　另一方面，平常步態的站立後半期時，會像 **圖2-9a** 一樣，地面反作用力向量通過膝關節前方，因此膝關節的屈曲力矩發揮作用。此時矢狀面上，如果膝關節過度伸展，或者COM過度位於前方，會如 **圖2-9b** 、 **圖2-9c** 所示，地面反作用力向量通過膝關節前方比平常更往前的位置。如此一來，膝關節的屈曲力矩增大，為了維持與此力矩的抗衡，膝關節屈曲肌群便比平常更用力，而臨床上主訴感覺膝關節屈曲肌群緊繃或膝關節屈肌肌腱疼痛的病例中，也可見到非常多這種特徵。

② 冠狀面的力矩

　　平常步態的站立前半期時，會像 **圖2-10a** 一樣，地面反作用力向量通過膝關節內側，因此膝關節的外翻力矩發揮作用。此時冠狀面上，如果膝關節內翻角度大，或者COM位於外側，會如 **圖2-10b** 、 **圖2-10c** 所示，地面反作用力向量

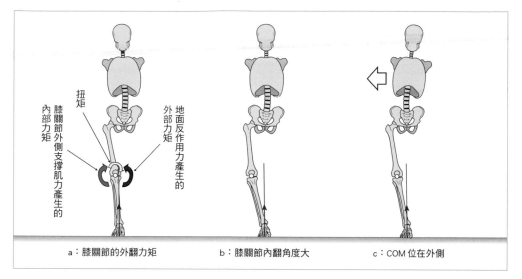

a：膝關節的外翻力矩　　　　b：膝關節內翻角度大　　　　c：COM 位在外側

圖2-10 **膝關節的外翻力矩**

a：如果地面反作用力向量通過膝關節內側，會讓大腿往外側移動同時讓膝關節朝向內
　翻方向，因此膝關節外側支撐肌群會像要與此抗衡般發揮作用。

b、c：如果膝關節的內翻角度大（b）或COM位在外側（c），地面反作用力向量會通
　　過膝關節更內側的位置。

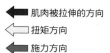

肌肉被拉伸的方向
扭矩方向
施力方向

通過膝關節內側比平常更往內的位置。如此一來，膝關節的外翻力矩增大，為
了維持與此力矩的抗衡，膝關節外翻肌群便比平常更用力，而這種關節力矩的
變化是膝關節外翻肌群肌肉張力亢進很大的原因。臨床上主訴感覺膝關節外側
支撐肌群緊繃的病例中，也可見到非常多膝關節內翻位負重或COM位於外側的
情況。

　　另一方面，平常步態的站立後半期時，如果膝關節外翻角度大，或者COM過
度位於內側，則會像 **圖2-11** 一樣，地面反作用力向量通過膝關節更外側處。
如此一來，膝關節的內翻力矩增大，為了維持與此力矩的抗衡，膝關節內翻肌
群便發揮作用，而臨床上主訴感覺膝關節內側支撐肌群緊繃的病例中，也可見
到非常多這種特徵。

3）踝關節力矩的考量方式

① 矢狀面的力矩

　　由於踝關節位於身體的最下方，所以與其他關節不同，比起COM，受到足壓
中心（以下稱為COP）的影響更大。平常步態的站立前半期時，會像 **圖2-12 a**
一樣，地面反作用力向量通過踝關節後方，因此踝關節的背屈力矩發揮作用。
此時矢狀面上，如果COP過度位於後方，或者小腿遠端相對於距骨位在後方，
會如 **圖2-12 b**、 **圖2-12 c** 所示，地面反作用力向量通過踝關節後方比平常更往

後的位置。如此一來，踝關節的背屈力矩增大，為了維持與此力矩的抗衡，踝關節背屈肌群便比平常更用力，而這種關節力矩的變化是踝關節背屈肌群肌肉張力亢進很大的原因。臨床上主訴感覺踝關節背屈肌群緊繃的病例中，也可見到非常多COP過度位於後方或小腿遠端位於後方的情況。

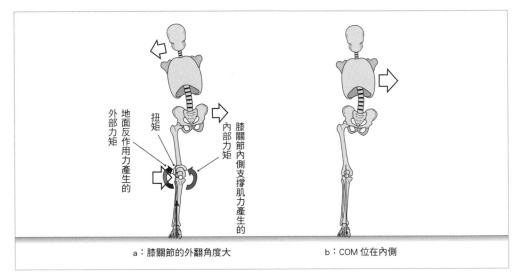

a：膝關節的外翻角度大　　　　　　　　b：COM 位在內側

圖2-11　膝關節的內翻力矩
a：如果膝關節的外翻角度大，地面反作用力向量會通過膝關節更外側的位置，如此一
　來，膝關節的內翻力矩增大，膝關節內翻肌群便會像要與此抗衡般發揮作用。
b：如果COM位於內側，地面反作用力向量通過膝關節更外側的位置。如此一來，
　膝關節的內翻力矩增大，膝關節內翻肌群便會像要與此抗衡般發揮作用。

◀━━━ 肌肉被拉伸的方向
◁━━━ 扭矩方向
◀━━━ 施力方向

　　另一方面，平常步態的站立後半期時，會像 **圖2-13 a** 一樣，地面反作用力向量通過踝關節前方，因此踝關節的底屈力矩發揮作用。此時矢狀面上，如果COP過度位於前方，或者小腿遠端相對於距骨過度位在前方，會如 **圖2-13 b** 、 **圖2-13 c** 所示，地面反作用力向量通過踝關節前方比平常更往前的位置。如此一來，踝關節的底屈力矩增大，為了維持與此力矩的抗衡，踝關節底屈肌群便比平常更用力，而臨床上主訴感覺踝關節底屈曲肌群緊繃的病例中，也可見到非常多這種特徵。

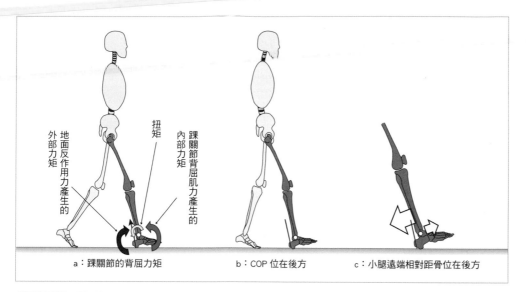

a：踝關節的背屈力矩　　　　b：COP 位在後方　　　　c：小腿遠端相對距骨位在後方

圖2-12　踝關節的背屈力矩

a：地面反作用力力量在踝關節後方時，會讓小腿往前移動同時讓踝關節朝著底屈方向
　活動，因此踝關節背屈肌群會像要與此抗衡般發揮作用。

b、c：如果COP過度位於後方（b）或小腿遠端相對距骨位在後方（c），地面反作用
　力力量會通過踝關節比平常更後方的位置。

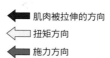
肌肉被拉伸的方向
扭矩方向
施力方向

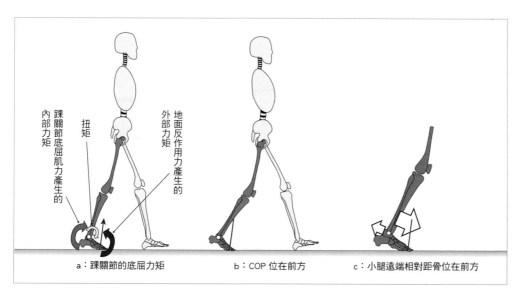

a：踝關節的底屈力矩　　　　b：COP 位在前方　　　　c：小腿遠端相對距骨位在前方

圖2-13　踝關節的底屈力矩

a：地面反作用力力量在踝關節前方時，會讓小腿往後移動同時讓踝關節朝著背屈方向
　活動，因此踝關節底屈肌群會像要與此抗衡般發揮作用。

b、c：如果COP過度位於前方（b）或小腿遠端相對距骨位在前方（c），地面反作用
　力力量會通過踝關節比平常更前方的位置。

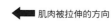
肌肉被拉伸的方向
扭矩方向
施力方向

2

關節力矩

② 冠狀面的力矩

如果站立期時冠狀面上COP過度位於外側，或者呈現足部內翻位負重的情況，會如 **圖2-14** 所示，地面反作用力向量通過踝關節外側，接著產生與此力矩抗衡、讓COP朝向內側的作用，而此作用則刺激踝關節外翻肌群活動，是踝關節外翻肌群肌肉張力亢進很大的原因。臨床上主訴感覺踝關節外側支撐肌群緊繃的病例中，也可見到非常多COP過度位於外側或足部內翻位負重的情況。以一般的生物力學理論來說，如果COP偏移到外側，可想見內翻力矩會發揮作用，然而說到底這不過是發生在靜態關節力矩的情況下，動態關節力矩卻並非如此。

另一方面，站立期時如果COP過度位於內側，或者呈現足部外翻位負重的情況，會如 **圖2-15** 所示，地面反作用力向量通過踝關節內側，接著產生與此力矩抗衡、讓COP朝向外側的作用，而此作用則刺激踝關節內翻肌群活動。臨床上主訴感覺踝關節內側支撐肌群緊繃的病例中，也可見到非常多呈現這種特徵的情況。以一般的生物力學理論來說，如果COP偏移到內側，可想見外翻力矩會發揮作用，然而說到底這不過是發生在靜態關節力矩的情況下，動態關節力矩卻並非如此。

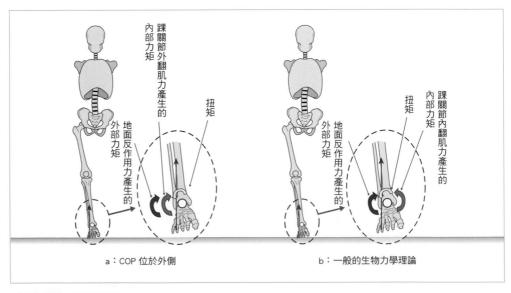

a：COP 位於外側　　　　　　b：一般的生物力學理論

圖2-14 踝關節的外翻力矩

a：如果COP過度位於外側，地面反作用力向量會通過踝關節外側的位置，接著產生與此力矩抗衡、讓COP朝向內側的作用，而此作用則刺激踝關節外翻肌群活動。
b：以一般的生物力學理論來說，如果COP偏移到外側，可想見內翻力矩會發揮作用，然而說到底這不過是發生在靜態關節力矩的情況下，動態關節力矩卻並非如此。

◀ 肌肉被拉伸的方向
◁ 扭矩方向
◀ 施力方向

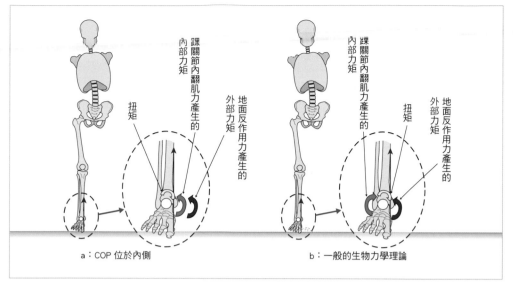

a：COP 位於內側　　　　　　　　　　b：一般的生物力學理論

圖2-15　踝關節的內翻力矩

a：如果 COP 過度位於內側，地面反作用力向量會通過踝關節內側的位置，接著產生與
　　此力矩抗衡、讓 COP 朝向外側的作用，而此作用則刺激踝關節內翻肌群活動。

b：以一般的生物力學理論來說，如果 COP 偏移到內側，可想見外翻力矩會發揮作
　　用，然而說到底這不過是發生在靜態關節力矩的情況下，動態關節力矩卻並非如
　　此。

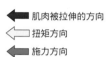

◀━━ 肌肉被拉伸的方向
◁━━ 扭矩方向
◀━━ 施力方向

3. 下肢各關節力矩的影響因素

　　如前面說明過的，各關節的關節力矩受到地面反作用力向量與該關節之間的
位置關係影響很大。那麼，影響此位置關係的因素又是什麼呢？筆者認為，掌
握此因素同時面對臨床實務，便能更加深刻理解在每個病例身上所產生的關節
力矩。也就是說，影響地面反作用力向量與該關節之間位置關係的因素，正可
謂是關節力矩的影響因素。

　　關節力矩的影響因素牽涉廣泛，筆者從臨床經驗看來，與障礙關係密切的影
響因素在各關節已有某種程度是確定的。接下來本項將以關節部位為區分，統
整介紹筆者所能想到與障礙關係密切的影響因素。

　　藉由掌握這些影響因素，在臨床現場應該能輕鬆掌握見到什麼、改變什麼、
能否控制關節力矩這一連串流程。比方說診察髕韌帶發炎的患者時，可知道進
行著眼於「膝關節屈曲位負重」、「骨盆後傾位」、「COP 位在後方」等的動作分
析很有效，接著明確找出障礙的力學原因，如果能改善該原因，應該也有助於
改善障礙。

1）髖關節力矩的影響因素

① 髖關節伸展力矩的影響因素

髖關節的伸展力矩主要發生在站立前半期，也就是軀幹相對於踏地面位在後方的時候產生的。因此如果髖關節伸展肌群過度緊繃，有必要先將力學負荷主要產生於站立前半期的想法放在心上再進行評估。根據臨床經驗，筆者認為尤其對髖關節伸展力矩影響重大的因素整理如下 **圖2-16**。由於這些因素是按照影響大小排列，步態分析時按照此順序進行觀察很重要。

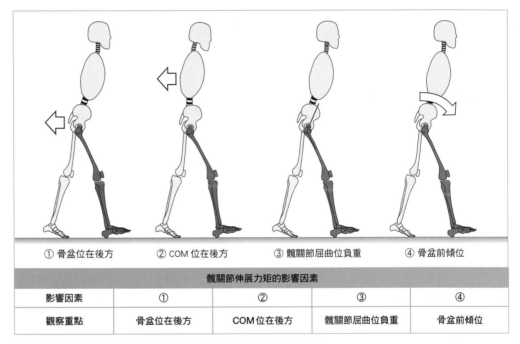

髖關節伸展力矩的影響因素				
影響因素	①	②	③	④
觀察重點	骨盆位在後方	COM位在後方	髖關節屈曲位負重	骨盆前傾位

圖2-16 髖關節伸展力矩的影響因素
根據臨床經驗，將增加髖關節伸展力矩的影響因素以影響由大到小的順序介紹。

② 髖關節屈曲力矩的影響因素

髖關節的屈曲力矩主要發生在站立後半期，也就是軀幹相對於踏地面位在前方的時候產生的。因此如果髖關節屈曲肌群過度緊繃，有必要先將力學負荷主要產生於站立後半期的想法放在心上再進行評估。根據臨床經驗，筆者認為尤其對髖關節屈曲力矩影響重大的因素整理如下 **圖2-17**、**圖2-18**。由於這些因素是按照影響大小排列，步態分析時按照此順序進行觀察很重要。

不過髖關節屈曲力矩在站立期中的預先擺動期（以下稱為PSw：**圖2-17** ）以及擺動初期（以下稱為ISw：**圖2-18** ）有差異，會將兩者的影響因素分開介紹。

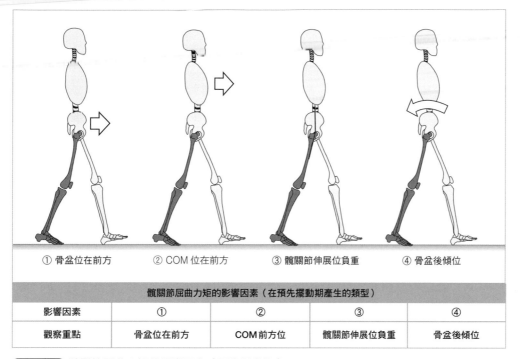

髖關節屈曲力矩的影響因素（在預先擺動期產生的類型）				
影響因素	①	②	③	④
觀察重點	骨盆位在前方	COM前方位	髖關節伸展位負重	骨盆後傾位

圖2-17 **髖關節屈曲力矩的影響因素（預先擺動期）**

根據臨床經驗，將增加髖關節屈曲力矩的影響因素以影響由大到小的順序介紹。

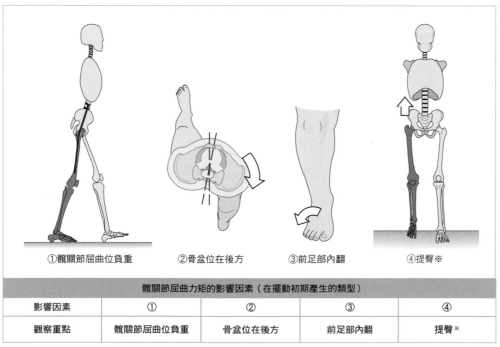

髖關節屈曲力矩的影響因素（在擺動初期產生的類型）				
影響因素	①	②	③	④
觀察重點	髖關節屈曲位負重	骨盆位在後方	前足部內翻	提臀※

※所謂提臀（hip hiking）：抬高骨盆來擺動出下肢的步態。

圖2-18 **髖關節屈曲力矩的影響因素（擺動初期）**

根據臨床經驗，將增加髖關節屈曲力矩的影響因素以影響由大到小的順序介紹。

③ 髖關節外展力矩的影響因素

　　髖關節的外展力矩主要發生在站立前半期，因此如果髖關節外展肌群過度緊繃，有必要先將力學負荷主要產生於站立前半期的想法放在心上再進行評估。根據臨床經驗，筆者認為尤其對髖關節外展力矩影響重大的因素整理如下 **圖2-19** 。由於這些因素是按照影響大小排列，步態分析時按照此順序進行觀察很重要。

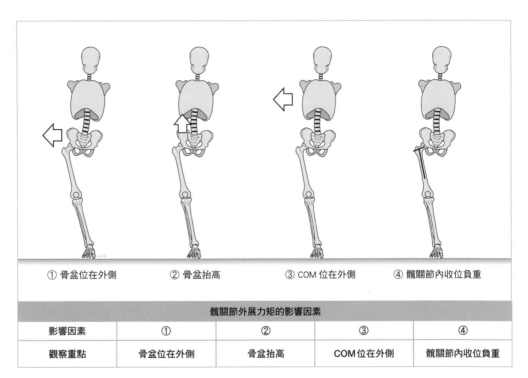

| ① 骨盆位在外側 | ② 骨盆抬高 | ③ COM 位在外側 | ④ 髖關節內收位負重 |

髖關節外展力矩的影響因素			
影響因素	①	②	③	④
觀察重點	骨盆位在外側	骨盆抬高	COM 位在外側	髖關節內收位負重

圖2-19 髖關節外展力矩的影響因素
根據臨床經驗，將增加髖關節外展力矩的影響因素以影響由大到小的順序介紹。

④ 髖關節內收力矩的影響因素

髖關節的內收力矩主要發生在站立後半期，因此如果髖關節內收肌群過度緊繃，有必要先將力學負荷主要產生於站立後半期的想法放在心上再進行評估。根據臨床經驗，筆者認為尤其對髖關節內收力矩影響重大的因素整理如下 **圖2-20**。由於這些因素是按照影響大小排列，步態分析時按照此順序進行觀察很重要。

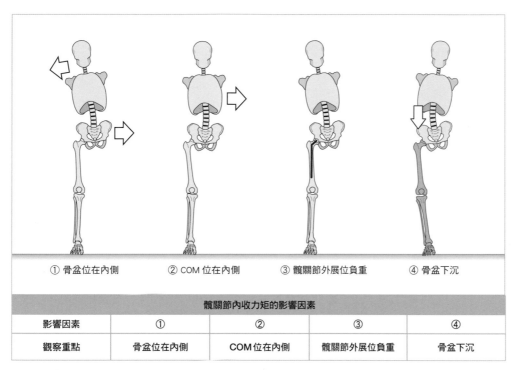

| ① 骨盆位在內側 | ② COM 位在內側 | ③ 髖關節外展位負重 | ④ 骨盆下沉 |

髖關節內收力矩的影響因素			
影響因素	①	②	③	④
觀察重點	骨盆位在內側	COM位在內側	髖關節外展位負重	骨盆下沉

圖2-20 髖關節內收力矩的影響因素
根據臨床經驗，將增加髖關節內收力矩的影響因素以影響由大到小的順序介紹。

2）膝關節力矩的影響因素

① 膝關節伸展力矩的影響因素

膝關節的伸展力矩主要發生在站立前半期，也就是軀幹相對於踏地面位在後方的時候產生的。因此如果膝關節伸展肌群過度緊繃，有必要先將力學負荷主要產生於站立前半期的想法放在心上再進行評估。根據臨床經驗，筆者認為尤其對膝關節伸展力矩影響重大的因素整理如下 **圖2-21** 。由於這些因素是按照影響大小排列，步態分析時按照此順序進行觀察很重要。

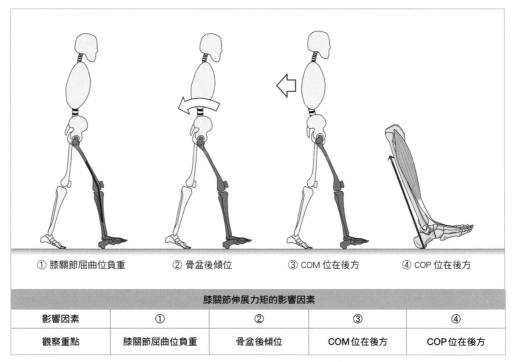

| | ① 膝關節屈曲位負重 | ② 骨盆後傾位 | ③ COM 位在後方 | ④ COP 位在後方 |

膝關節伸展力矩的影響因素				
影響因素	①	②	③	④
觀察重點	膝關節屈曲位負重	骨盆後傾位	COM 位在後方	COP 位在後方

圖2-21 膝關節伸展力矩的影響因素

根據臨床經驗，將增加膝關節伸展力矩的影響因素以影響由大到小的順序介紹。

② 膝關節屈曲力矩的影響因素

膝關節的屈曲力矩主要發生在站立後半期，也就是軀幹相對於踏地面位在前方的時候產生的。因此如果膝關節屈曲肌群過度緊繃，有必要先將力學負荷主要產生於站立後半期的想法放在心上再進行評估。根據臨床經驗，筆者認為尤其對膝關節屈曲力矩影響重大的因素整理如下 **圖2-22**。由於這些因素是按照影響大小排列，步態分析時按照此順序進行觀察很重要。

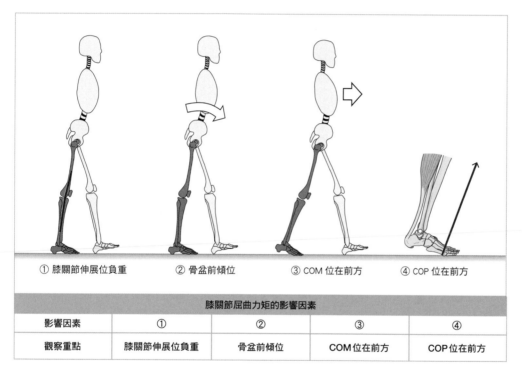

膝關節屈曲力矩的影響因素				
影響因素	①	②	③	④
觀察重點	膝關節伸展位負重	骨盆前傾位	COM 位在前方	COP 位在前方

圖2-22　膝關節屈曲力矩的影響因素
根據臨床經驗，將增加膝關節屈曲力矩的影響因素以影響由大到小的順序介紹。

③ 膝關節外翻力矩的影響因素

　　膝關節的外翻力矩主要發生在站立前半期,因此如果膝關節外翻肌群過度緊繃,有必要先將力學負荷主要產生於站立前半期的想法放在心上再進行評估。根據臨床經驗,筆者認為尤其對膝關節外翻力矩影響重大的因素整理如下 **圖2-23**。由於這些因素是按照影響大小排列,步態分析時按照此順序進行觀察很重要。

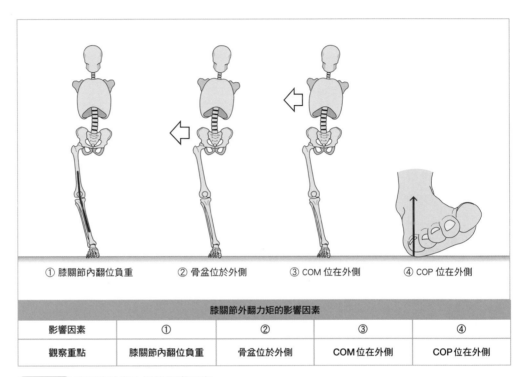

| ① 膝關節內翻位負重 | ② 骨盆位於外側 | ③ COM 位在外側 | ④ COP 位在外側 |

膝關節外翻力矩的影響因素			
影響因素	①	②	③	④
觀察重點	膝關節內翻位負重	骨盆位於外側	COM 位在外側	COP 位在外側

圖2-23 膝關節外翻力矩的影響因素
根據臨床經驗,將增加膝關節外翻力矩的影響因素以影響由大到小的順序介紹。

④ 膝關節內翻力矩的影響因素

膝關節的內翻力矩主要發生在站立後半期，因此如果膝關節內翻肌群過度緊繃，有必要先將力學負荷主要產生於站立後半期的想法放在心上再進行評估。根據臨床經驗，筆者認為尤其對膝關節內翻力矩影響重大的因素整理如下 圖2-24。由於這些因素是按照影響大小排列，步態分析時按照此順序進行觀察很重要。

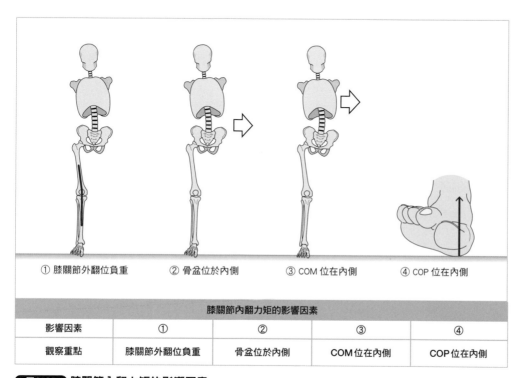

① 膝關節外翻位負重　　② 骨盆位於內側　　③ COM 位在內側　　④ COP 位在內側

膝關節內翻力矩的影響因素				
影響因素	①	②	③	④
觀察重點	膝關節外翻位負重	骨盆位於內側	COM 位在內側	COP 位在內側

圖2-24　膝關節內翻力矩的影響因素

根據臨床經驗，將增加膝關節內翻力矩的影響因素以影響由大到小的順序介紹。

⑤ 膝關節內轉力矩的影響因素

膝關節的內轉力矩可分為發生在站立前半期的類型 **圖2-25**，以及發生在站立後半期的類型 **圖2-26**、**圖2-27**。大多數的膝關節疾病有因為過度外轉引起疼痛的傾向，因此理解膝關節的內轉力矩在臨床上很重要。

考量膝關節內轉力矩時，必須要先知道是因為大腿與小腿的相對關係而產生了內轉力矩。大腿相對於小腿內轉會產生膝關節內轉力矩，而小腿相對於大腿外轉也會產生膝關節內轉力矩。然而如果小腿與大腿都往外轉方向轉動，就不會產生膝關節內轉力矩。由此可知，有實際在臨床上考量內轉力矩的必要。

膝關節內轉力矩發生在站立前半期的類型主要是以大腿內轉為主體，這也就是所謂呈現 雞眼式髕骨（squinting patella）的病例，會在站立前半期產生膝關節內轉力矩。

另一方面，膝關節內轉力矩發生在站立後半期的類型主要是以小腿外轉為主體。變形性膝關節炎的病例大多呈現小腿過度外轉的情況，主要在站立後半期產生膝關節內轉力矩。

根據臨床經驗，筆者認為尤其對膝關節內轉力矩影響重大的因素整理如下。由於這些因素是按照影響大小排列，步態分析時按照此順序進行觀察很重要。

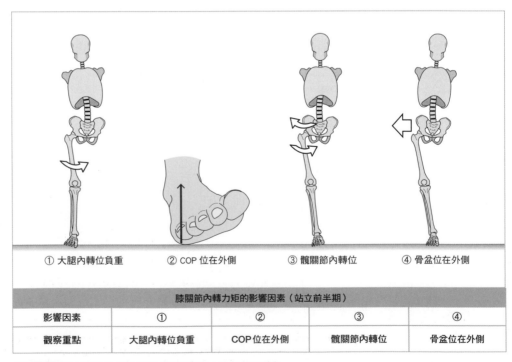

① 大腿內轉位負重	② COP 位在外側	③ 髖關節內轉位	④ 骨盆位在外側

膝關節內轉力矩的影響因素（站立前半期）				
影響因素	①	②	③	④
觀察重點	大腿內轉位負重	COP 位在外側	髖關節內轉位	骨盆位在外側

圖2-25 膝關節內轉力矩的影響因素（站立前半期）
根據臨床經驗，將增加膝關節內轉力矩的影響因素以影響由大到小的順序介紹。

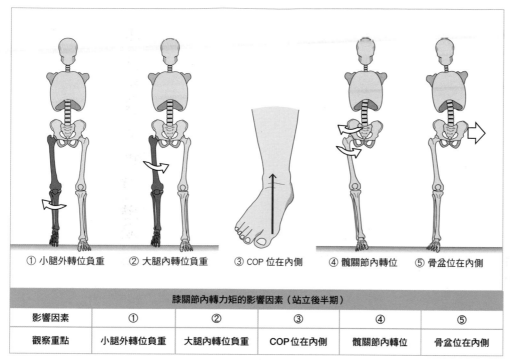

膝關節內轉力矩的影響因素（站立後半期）					
影響因素	①	②	③	④	⑤
觀察重點	小腿外轉位負重	大腿內轉位負重	COP 位在內側	髖關節內轉位	骨盆位在內側

圖2-26 膝關節內轉力矩的影響因素（站立後半期）
根據臨床經驗，將增加膝關節內轉力矩的影響因素以影響由大到小的順序介紹。

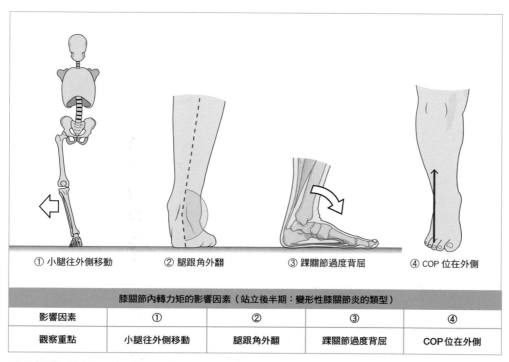

膝關節內轉力矩的影響因素（站立後半期：變形性膝關節炎的類型）				
影響因素	①	②	③	④
觀察重點	小腿往外側移動	腿跟角外翻	踝關節過度背屈	COP 位在外側

圖2-27 膝關節內轉力矩的影響因素（站立後半期：變形性膝關節炎的類型）
根據臨床經驗，將增加膝關節內轉力矩的影響因素以影響由大到小的順序介紹。

3）踝關節力矩的影響因素

① 踝關節背屈力矩的影響因素

踝關節的背屈力矩發生在站立前半期，也就是軀幹相對於踏地面位在後方的時候產生的。因此如果踝關節背屈肌群過度緊繃，有必要先將力學負荷主要產

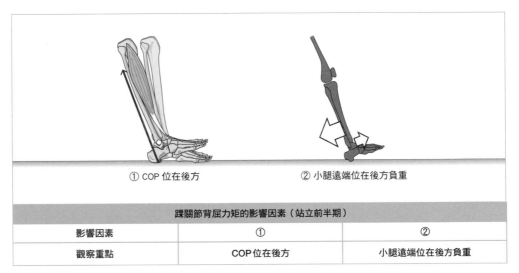

踝關節背屈力矩的影響因素（站立前半期）		
影響因素	①	②
觀察重點	COP 位在後方	小腿遠端位在後方負重

圖2-28 踝關節背屈力矩的影響因素（站立前半期）
根據臨床經驗，將增加踝關節背屈力矩的影響因素以影響由大到小的順序介紹。

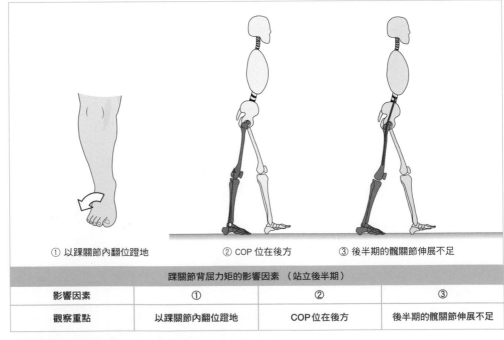

踝關節背屈力矩的影響因素 （站立後半期）		
影響因素	①	②	③
觀察重點	以踝關節內翻位蹬地	COP 位在後方	後半期的髖關節伸展不足

圖2-29 踝關節背屈力矩的影響因素（站立後半期）
根據臨床經驗，將增加踝關節背屈力矩的影響因素以影響由大到小的順序介紹。

生於站立前半期的想法放在心上再進行評估。根據臨床經驗，筆者認為尤其對踝關節背屈力矩影響重大的因素整理如下 **圖2-28**。由於這些因素是按照影響大小排列，步態分析時按照此順序進行觀察很重要。

不過踝關節背屈力矩也有少數發生在站立後半期，其影響因素也於 **圖2-29** 以影響由大到小的順序介紹。

② 踝關節底屈力矩的影響因素

踝關節的底屈力矩發生在站立後半期，也就是軀幹相對於踏地面位在前方的時候產生的。因此如果踝關節背底肌群過度緊繃，有必要先將力學負荷主要產生於站立後半期的想法放在心上再進行評估。根據臨床經驗，筆者認為尤其對踝關節底屈力矩影響重大的因素整理如下 **圖2-30**。由於這些因素是按照影響大小排列，步態分析時按照此順序進行觀察很重要。

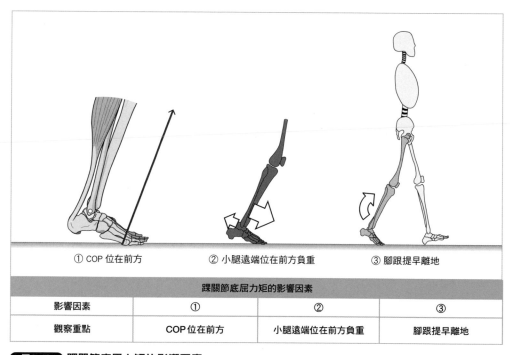

踝關節底屈力矩的影響因素			
影響因素	①	②	③
觀察重點	COP 位在前方	小腿遠端位在前方負重	腳跟提早離地

圖2-30 踝關節底屈力矩的影響因素
根據臨床經驗，將增加踝關節底屈力矩的影響因素以影響由大到小的順序介紹。

③ 踝關節外翻力矩的影響因素

踝關節的外翻力矩主要可分為發生在站立前半期的類型 **圖2-31** ，以及發生在站立後半期的類型 **圖2-32** ，兩者不同，因此踝關節外翻肌群過度緊繃時，

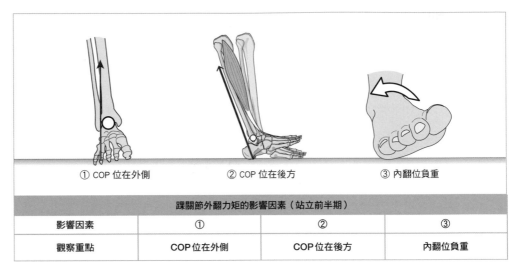

踝關節外翻力矩的影響因素（站立前半期）			
影響因素	①	②	③
觀察重點	COP 位在外側	COP 位在後方	內翻位負重

圖2-31 踝關節外翻力矩的影響因素（站立前半期）
根據臨床經驗，將增加踝關節外翻力矩的影響因素以影響由大到小的順序介紹。

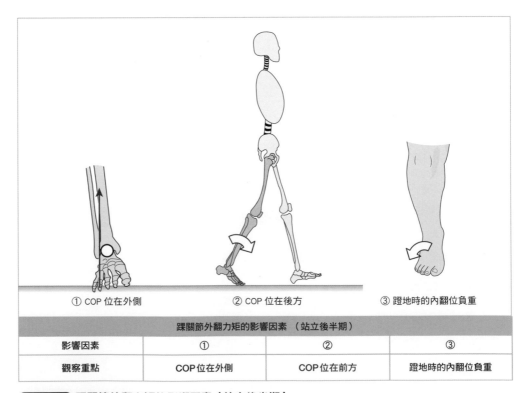

踝關節外翻力矩的影響因素 （站立後半期）			
影響因素	①	②	③
觀察重點	COP 位在外側	COP 位在前方	蹬地時的內翻位負重

圖2-32 踝關節外翻力矩的影響因素（站立後半期）
根據臨床經驗，將增加踝關節外翻力矩的影響因素以影響由大到小的順序介紹。

必須要評估是在哪個時期產生力學負荷。根據臨床經驗，筆者認為尤其對踝關節外翻力矩影響重大的因素整理如下。由於這些因素是按照影響大小排列，步態分析時按照此順序進行觀察很重要。

④ 踝關節內翻力矩的影響因素

踝關節的內翻力矩主要可分為發生在站立前半期的類型 **圖2-33**，以及發生在站立後半期的類型 **圖2-34**，兩者不同，因此踝關節內翻肌群過度緊繃時，必須要評估是在哪個時期產生力學負荷。根據臨床經驗，筆者認為尤其對踝關節外翻力矩影響重大的因素整理如下。由於這些因素是按照影響大小排列，步態分析時按照此順序進行觀察很重要。

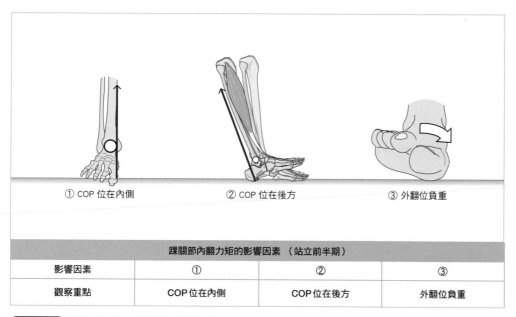

踝關節內翻力矩的影響因素 （站立前半期）			
影響因素	①	②	③
觀察重點	COP 位在內側	COP 位在後方	外翻位負重

圖2-33 **踝關節內翻力矩的影響因素（站立前半期）**
根據臨床經驗，將增加踝關節內翻力矩的影響因素以影響由大到小的順序介紹。

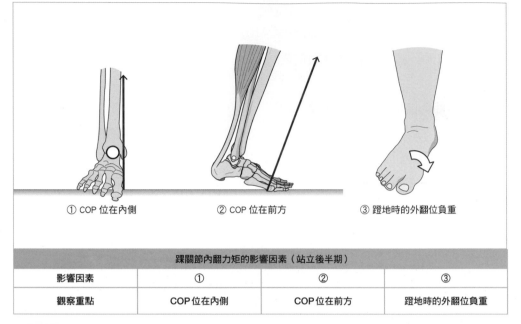

| ① COP 位在內側 | ② COP 位在前方 | ③ 蹬地時的外翻位負重 |

踝關節內翻力矩的影響因素（站立後半期）			
影響因素	①	②	③
觀察重點	COP 位在內側	COP 位在前方	蹬地時的外翻位負重

圖2-34 踝關節內翻力矩的影響因素（站立後半期）
根據臨床經驗，將增加踝關節內翻力矩的影響因素以影響由大到小的順序介紹。

參考文獻

1）Seibel MO：フットファンクション. 入谷誠（訳）,ダイナゲイト, 1996.
2）臨床歩行分析懇談会（編）：臨床歩行分析入門. 医歯薬出版, 1989.
3）臨床歩行分析研究会（編）：関節モーメントによる歩行分析. 医歯薬出版, 1997.
4）Kirsten Gotz-Neumann：観察による歩行分析. 月城慶一,他（訳）,医学書院, 2005.
5）武田功：ペリー歩行分析―正常歩行と異常歩行. 医歯薬出版, 2007.
6）入谷誠：入谷式足底板‐基礎編‐. 運動と医学の出版社, 2011.
7）入谷誠：入谷式足底板セミナー‐上級編‐資料. 身体運動学的アプローチ研究会後援, 2014

第**3**章
評估

入谷 誠
園部 俊晴

本章將介紹用於考量各關節力學負荷的評估方法。實際在臨床上，有必要多方面理解力學評估，探討運動器官疾病中以力學為主的問題。

1. 評估站姿、踏步動作

「站姿」是開始各種動作的基礎姿勢，觀察站姿也大多能某種程度地預測病例目前的狀態。如果能觀察出站姿中各關節的列位是呈現何種姿勢，或者容易產生何種力學負荷，便能掌握觀察之後動作的重點。

比方說如果是骨盆後傾的病例，有必要先將膝關節伸展力矩容易增大的觀念放在心上，再觀察之後的動作。此外，如果是髕骨往內側偏移的病例，有必要先將膝關節內轉力矩容易增大的觀念放在心上；如果是後足部角內翻的病例，則有必要先將踝關節外翻力矩容易增大的觀念放在心上，再觀察之後的動作。

如前所述，站姿大多可呈現出各種力學負荷，以下將逐一介紹筆者經常使用的評估方法 圖3-1a 、 圖3-1b 。

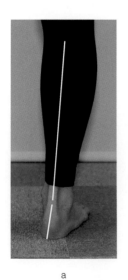
a

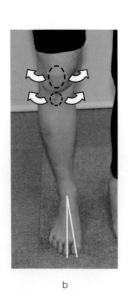
b

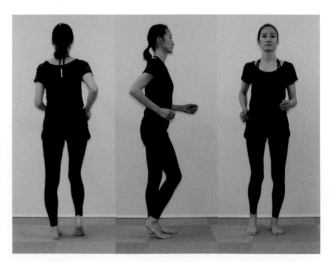
c

圖3-1 評估站姿及踏步動作
a：進行「後足部角」、「腿跟角」、「足壓中心」等的評估。
b：進行「足部姿勢」、「前足部內外翻及內收外展」、「橫弓及內側縱弓下沉」、「股骨旋轉角」等的評估。
c：以踏步時的全身像進行「軀幹列位」、「身體重心位置」等的評估。

首先，從後方觀察站姿，此時進行後足部角、腿跟角、足壓中心（COP）等的評估 **圖3-1 a**。所謂後足部角指的是地面與腳跟形成的角度，腿跟角則指的是小腿長軸與跟骨形成的角度。臨床上，後足部角與站立前半期的COP有關，腿跟角則與站立前半期踝關節周圍軟組織的伸展應力（尤其在冠狀面上）有關，希望各位先記住。

如果是後足部角內翻的病例，最好先將站立前半期時COP會朝向外側的觀念放在心上，再觀察之後的動作，接下來，探討隨之而來的力矩與症狀間的關聯很重要。

再者，希望各位先記住腿跟角與踝關節、距下關節的內外翻動作有關。比方說如果是腿跟角外翻的病例，最好先將站立前半期時踝關節內側軟組織會受到拉伸的觀念放在心上，再觀察之後的動作，接下來，探討與隨之而來的障礙，像是夾脛症或副舟狀骨疼痛間的關聯很重要。

接著，從前方觀察站姿，進行足部姿勢、前足部內外翻及內收外展、橫弓及內側縱弓下沉、股骨旋轉角等的評估 **圖3-1 b**。臨床上，前足部內外翻、橫弓及內側縱弓下沉反映了站立末期（TSt）的活動，希望各位先記住。

比方說如果是前足部外翻的病例，最好先將TSt時踝關節內側軟組織會受到拉伸的觀念放在心上，再觀察之後的動作。此外如果是橫弓及內側縱弓下沉的病例，會與站立末期的踝關節底屈背屈有關，尤其遇到橫弓下沉的病例時，最好先將TSt時踝關節容易背屈、膝關節不容易伸展的觀念放在心上，再觀察之後的動作。

再來評估踏步動作時，從骨盆觀察上位脊椎的動作，進行軀幹列位（左右、前後、旋轉的姿勢）及身體重心位置等的評估 **圖3-1 c**。接著進行與之相關的負重偏移、站姿的後足部列位評估，並探討與足部的關聯性等等。尤其踏步動作與站立前半期中軀幹、下肢列位活動關係密切，該評估意義重大，希望各位先記住。

比方說如果是踏步動作時後足部過度外翻的病例，步態站立前半期中後足部也會外翻，便能預測到脛骨後肌下方部分容易肌肉緊繃。

2. 評估形態及可動範圍

　　骨頭、關節的形態及關節可動範圍的特性也與身體動作關係密切，因此有必要進行「骨頭、關節的形態」及「關節可動範圍與關節內動作」等的評估。然而在有限的臨床時間內要評估完所有形態及可動範圍很困難，因此會優先評估與症狀有關聯的部位。以下將逐一介紹筆者經常使用的評估方法：

1) 髖關節

　　髖關節方面要評估頸幹角、前傾角、屈曲伸展的可動特性、內轉外轉的可動特性等等 **圖3-2** 。比方說如果是前傾角大，或是內轉可動範圍較強勢、較大的病例，最好先將會在站立前半期產生偏斜※的觀念放在心上，再觀察之後的動作。此外，如果是髖關節伸展受限的病例，最好將會產生腰椎前彎的代償或是在站立後半期產生踝關節底屈的觀念放在心上，再觀察之後的動作。

※所謂偏斜 squinting：股骨內轉，髕骨往內側偏移的現象。

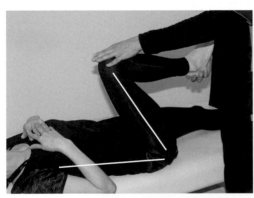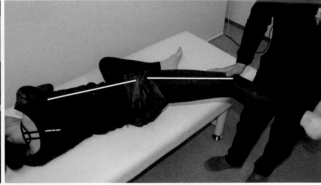

a：屈曲、伸展的可動特性

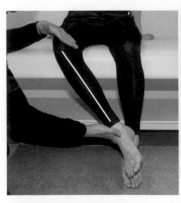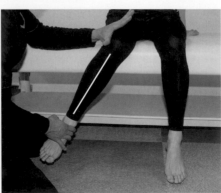

b：內轉、外轉的
　可動特性

圖3-2 評估髖關節的形態及可動範圍

a、b：評估髖關節各項形態及可動特性，作為評估動作時的提示。

2）膝關節

　　膝關節方面要評估伸展的可動特性、關節內動作、脛骨前後移動的特性、轉動特性等等 ▇3-3。比方說如果是脛骨往前偏移的病例，最好先將膝關節的伸展力矩會變大的觀念放在心上，再觀察之後的動作。此外，如果是可見到膝關節伸展受限的病例，會是助長軀幹駝背的因素；如果是可見到膝關節過度外轉的病例，最好先將會在站立前半期產生髕骨偏移或是在站立後半期產生足部過度旋前的觀念放在心上，再觀察之後的動作。

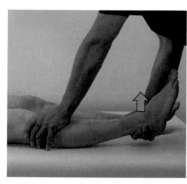 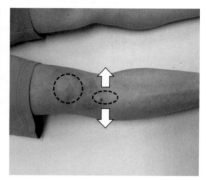

a：伸展的可動特性　　　　　　b：脛骨前後移動的特性　　　　　　c：轉動特性

▇圖3-3　評估膝關節的形態及可動範圍
a、b、c：評估膝關節各項形態及可動特性，作為評估動作時的提示。

3）足部、踝關節

　　足部、踝關節方面要評估距下關節、拇趾的蹠趾關節、跗橫關節的可動特性、繭皮的位置等等 ▇3-4。比方說如果是可見到踝關節馬蹄足或拇趾的蹠趾關節底屈變形的病例，最好先將會在站立末期產生足部過度外翻的觀念放在心上，再觀察之後的動作。此外，如果是可見到繭皮的病例，最好先將該部位足底壓力增大及會產生剪力的觀念放在心上，再觀察之後的動作。

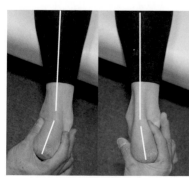 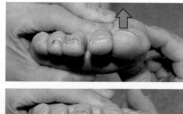 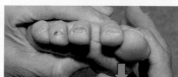 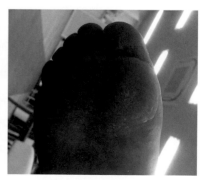

a：距下關節　　　　　　b：拇趾的蹠趾關節　　　　　　c：繭皮的位置

▇圖3-4　評估足部、踝關節的形態及可動範圍
a、b、c：評估踝關節各項形態及可動特性，作為評估動作時的提示。

3. 評估肌肉硬度及柔軟度

產生肌肉硬度或肌肉張力亢進的背景大多會受到力學因素的影響，進行這些評估，與預測每個病例身上產生的力學負荷有關。

1）觸診

筆者會透過觸診評估肌肉硬度或硬結等情況。評估時要注意的是，即使同一塊肌肉，有時也會因為病例不同使得肌肉產生僵硬或緊繃的部位不同。比方說同樣是腓骨肌產生肌肉緊繃，有的會在腓骨肌遠端產生硬塊，也有的會在近端產生硬塊。這在臨床上各有其意義，如果在腓骨肌遠端產生硬塊，代表與站立初期的外側觸地有關。另一方面，如果在腓骨肌近端產生硬塊，則與站立中期（MSt）以後足壓中心往外側位移有關。其他例子還有大腿後肌群，其近端肌肉僵硬與髖關節伸展力矩有關，遠端肌肉僵硬則與膝關節屈曲力矩有關。像這樣透過觸診確認伴隨肌肉張力哪個部位有腫脹感，有其臨床上的意義。

筆者根據臨床經驗區分各肌肉僵硬的部位，如 **表3-1** 所示探討其臨床上的意義，這些資訊絕對有助於臨床實務，希望各位連同後續文章一併參考。

肌肉部位	臨床上的意義	
	近端	遠端
① 股直肌	髖關節屈曲力矩增大	膝關節伸展力矩增大
② 大腿後肌群	髖關節伸展力矩增大 （與髖關節屈曲的活動有關）	膝關節屈曲力矩增大 （與膝關節伸展的活動有關）
③ 闊筋膜張肌 及髂脛束	站立中期以後的髖關節外展力矩增大 （與髖關節內收的活動有關）	到站立中期為止的膝關節外翻力矩增大 （與膝關節內翻的活動有關）
④ 內收肌群 及鵝足	站立中期以後的髖關節內收力矩增大 （與髖關節外展的活動有關）	站立中期以後的膝關節內翻力矩增大 （與膝關節外翻的活動有關）
⑤ 股外側肌	站立中期以後的COM往外位移增大	到站立中期為止的COM往外位移增大
⑥ 股內側肌	站立中期以後的COM往內位移增大	到站立中期為止的COM往內位移增大
⑦ 小腿三頭肌	與腳跟提早離地有關 站立中期以後的COP往前位移	腳跟延遲離地以及用踝關節背屈位蹬地
⑧ 腓骨肌	站立中期以後的COP往外位移	站立初期的外側觸地
⑨ 脛骨前肌及 伸趾長肌	站立初期的COP往後位移	站立中期以後的COP往後及往外位移

表3-1 肌肉的僵硬或硬塊部位與動作特性

① 股直肌 圖3-5

股直肌的肌肉張力在近端會受到髖關節屈曲力矩的影響，在遠端會受到膝關節伸展力矩的影響，比方說如果是股直肌近端肌肉張力亢進的病例，治療師從步態評估中觀察哪個因素會使得髖關節屈曲力矩增大，便能輕鬆找出原因。此外，如果是股直肌遠端肌肉張力亢進的病例，治療師從步態評估中觀察哪個因素會使得膝關節伸展力矩增大，便能輕鬆找出原因。臨床上像這樣，即使在同一塊肌肉中，近端與遠端也會呈現不同肌肉張力的情況很多，透過觸診評估同一塊肌肉哪個部位的肌肉張力亢進很重要。

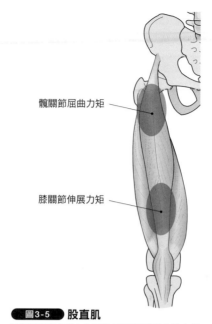

圖3-5 股直肌
股直肌的肌肉張力在近端會受到髖關節屈曲力矩的影響，在遠端會受到膝關節伸展力矩的影響。

② 大腿後肌群 圖3-6

大腿後肌群的肌肉張力在近端會受到髖關節伸展力矩的影響，在遠端會受到膝關節屈曲力矩的影響，比方說如果是大腿後肌群近端肌肉張力亢進的病例，治療師從步態評估中觀察哪個因素會使得髖關節伸展力矩增大（與髖關節屈曲的活動有關），便能輕鬆找出原因。此外，如果是大腿後肌群遠端肌肉張力亢進的病例，治療師從步態評估中觀察哪個因素會使得膝關節屈曲力矩增大（與膝關節伸展的活動有關），便能輕鬆找出原因。

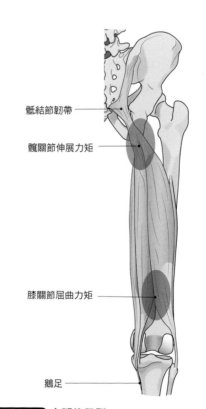

圖3-6 大腿後肌群
大腿後肌群的肌肉張力在近端會受到髖關節伸展力矩的影響，在遠端會受到膝關節屈曲力矩的影響。

③ 闊筋膜張肌及髂脛束 圖3-7

闊筋膜張肌及髂脛束的肌肉張力在近端會受到髖關節外展力矩的影響，在遠端會受到膝關節外翻力矩的影響，比方說如果是闊筋膜張肌近端肌肉張力亢進的病例，治療師從步態評估中觀察哪個因素會使得髖關節外展力矩增大（與髖關節內收的活動有關），便能輕鬆找出原因。此外，如果是闊筋膜張肌遠端（髂脛束）肌肉張力亢進的病例，治療師從步態評估中觀察哪個因素會使得膝關節外翻力矩增大（與膝關節內翻的活動有關），便能輕鬆找出原因。

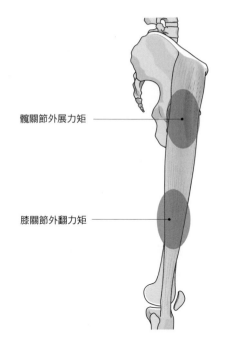

髖關節外展力矩

膝關節外翻力矩

圖3-7 闊筋膜張肌及髂脛束
闊筋膜張肌的肌肉張力在近端會受到髖關節外展力矩的影響，在遠端會受到膝關節外翻力矩的影響。

④ 內收肌群及鵝足 圖3-8

內收肌群的肌肉張力在近端會受到髖關節內收力矩的影響，在遠端會受到膝關節內翻力矩的影響，比方說如果是內收肌群近端肌肉張力亢進的病例，治療師從步態評估中觀察哪個因素會使得髖關節內收力矩增大（與髖關節外展的活動有關），便能輕鬆找出原因。此外，如果是內收肌群遠端及鵝足肌肉張力亢進的病例，治療師從步態評估中觀察哪個因素會使得膝關節內翻力矩增大（與膝關節外翻的活動有關），便能輕鬆找出原因。

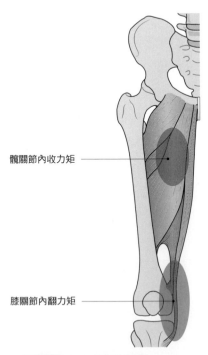

髖關節內收力矩

膝關節內翻力矩

圖3-8 內收肌群及鵝足
內收肌群的肌肉張力在近端會受到髖關節內收力矩的影響，在遠端會受到膝關節內翻力矩的影響。

⑤ 股外側肌 `圖3-9`

股外側肌的肌肉張力無論在近端或遠端都會受到軀幹質量中心（COM）往外位移的影響，比方說如果是股外側肌近端肌肉張力亢進的病例，治療師從步態評估中觀察哪個因素會使得COM往外位移增大（與站立中期以後的活動有關），便能輕鬆找出原因。此外，如果是股外側肌遠端肌肉張力亢進的病例，治療師從步態評估中觀察哪個因素會使得COM往外位移增大（與到站立中期為止的活動有關），便能輕鬆找出原因。再者，遇到股外側肌的肌肉張力亢進時，最好先將基本上膝關節伸展力矩會增大的觀念放在心上，同時觀察增大伸展力矩的因素。

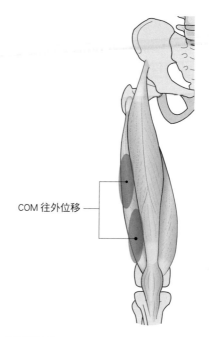

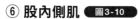
COM 往外位移

`圖3-9` **股外側肌**
股外側肌的肌肉張力無論在近端或遠端都會受到COM往外位移的影響。COM往外位移到站立中期為止容易讓遠端緊繃，站立中期以後容易讓近端緊繃。

⑥ 股內側肌 `圖3-10`

股內側肌的肌肉張力無論在近端或遠端都會受到COM往內位移的影響，比方說如果是股內側肌近端肌肉張力亢進的病例，治療師從步態評估中觀察哪個因素會使得COM往內位移增大（與站立中期以後的活動有關），便能輕鬆找出原因。此外，如果是股內側肌遠端肌肉張力亢進的病例，治療師從步態評估中觀察哪個因素會使得COM往內位移增大（與到站立中期為止的活動有關），便能輕鬆找出原因。再者，遇到股內側肌的肌肉張力亢進時，最好先將基本上膝關節伸展力矩會增大的觀念放在心上，同時觀察增大伸展力矩的因素。

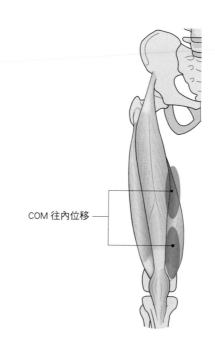

COM 往內位移

`圖3-10` **股內側肌**
股內側肌的肌肉張力無論在近端或遠端都會受到COM往內位移的影響。COM往內位移到站立中期為止容易讓遠端緊繃，站立中期以後容易讓近端緊繃。

⑦ 小腿三頭肌　圖3-11

　　小腿三頭肌的肌肉張力在近端會受到腳跟提早離地的影響，在遠端會受到腳跟延遲離地的影響，比方說如果是小腿三頭肌近端肌肉張力亢進的病例，治療師若能從步態評估中觀察到腳跟提早離地（站立中期以後COP往前位移），便可輕鬆找出原因。此外，如果是小腿三頭肌遠端肌肉張力亢進的病例，治療師若能從步態評估中觀察到腳跟延遲離地以及用踝關節背屈位蹬地，便可輕鬆找出原因。

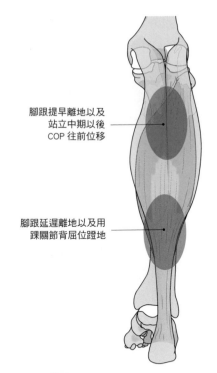

腳跟提早離地以及
站立中期以後
COP 往前位移

腳跟延遲離地以及用
踝關節背屈位蹬地

圖3-11　小腿三頭肌
小腿三頭肌的肌肉張力在近端會受到腳跟提早離地及站立中期以後COP往前位移的影響，在遠端會受到腳跟延遲離地以及用踝關節背屈位蹬地的影響。

⑧ 腓骨肌　圖3-12

　　腓骨肌的肌肉張力在近端會受到站立中期以後COP往外位移的影響，在遠端會受到站立初期外側觸地的影響，比方說如果是腓骨肌近端肌肉張力亢進的病例，治療師若能從步態評估中觀察到站立中期以後COP往外位移，便可輕鬆找出原因。此外，如果是腓骨肌遠端肌肉張力亢進的病例，治療師若能從步態評估中觀察到站立初期外側觸地，便可輕鬆找出原因。

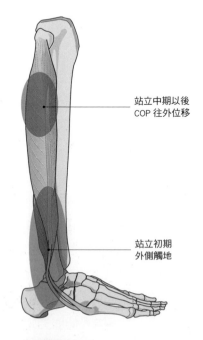

站立中期以後
COP 往外位移

站立初期
外側觸地

圖3-12　腓骨肌
腓骨肌的肌肉張力在近端會受到站立中期以後COP往外位移的影響，在遠端會受到站立初期外側觸地的影響。

⑨ 脛骨前肌及伸趾長肌 `圖3-13`

脛骨前肌及伸趾長肌的肌肉張力在近端會受到站立初期COP往後位移的影響，在遠端會受到站立中期以後COP往後位移及往外位移的影響，比方說如果是脛骨前肌或伸趾長肌近端肌肉張力亢進的病例，治療師若能從步態評估中觀察到站立初期COP往後位移，便可輕鬆找出原因。此外，如果是脛骨前肌或伸趾長肌遠端肌肉張力亢進的病例，治療師若能從步態評估中觀察到站立中期以後COP往後位移及往外位移，便可輕鬆找出原因。

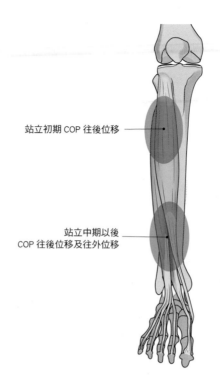

站立初期 COP 往後位移

站立中期以後
COP 往後位移及往外位移

`圖3-13` **脛骨前肌及伸趾長肌**
脛骨前肌及伸趾長肌的肌肉張力在近端會受到站立初期COP往後位移的影響，在遠端會受到站立中期以後COP往後位移及往外位移的影響。

2）評估肌肉柔軟度

肌肉長度測試經常用作評估肌肉柔軟度的測試，以下介紹筆者在臨床上經常使用的方法：

① 髂腰肌長度測試（湯瑪士姿勢變形版）

患者仰臥（腰椎處於正中位置）屈曲兩側下肢，雙手抱住非檢查側下肢的同時讓髖關節屈曲到運動終末範圍，之後輔助檢查側下肢緩緩往下降 `圖3-14`。

此時若能在沒有阻抗的情況下達到髖關節伸展0度，並且施加過度壓力能使髖關節伸展達10度者，即為陰性。

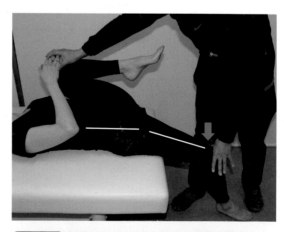

`圖3-14` **髂腰肌長度測試（湯瑪士姿勢變形版）**
患者仰臥（腰椎處於正中位置）屈曲兩側下肢，雙手抱住非檢查側下肢的同時讓髖關節屈曲到運動終末範圍，之後輔助檢查側下肢緩緩往下降。若能在沒有阻抗的情況下達到髖關節伸展0度，並且施加過度壓力能使髖關節伸展達10度者，即為陰性。

評估

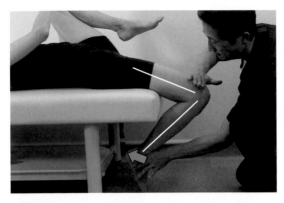

圖3-15 股直肌長度測試（湯瑪士姿勢變形版）
患者仰臥（腰椎處於正中位置）屈曲兩側下肢，雙手抱住非檢查側下肢的同時讓髖關節屈曲到運動終末範圍，之後輔助檢查側下肢緩緩往下降。此時一邊確認終末感覺一邊評估膝關節的角度，若膝關節屈曲可達125度即為陰性。

② 股直肌長度測試（湯瑪士姿勢變形版）

患者仰臥（腰椎處於正中位置）屈曲兩側下肢，雙手抱住非檢查側下肢的同時讓髖關節屈曲到運動終末範圍，之後輔助檢查側下肢緩緩往下降 圖3-15 。此時一邊確認終末感覺一邊評估膝關節的角度，若膝關節屈曲可達125度即為陰性。

③ 闊筋膜張肌長度測試（歐柏氏姿勢變形版）

患者側臥，檢查側在上方，位在下方的下肢成髖關節、膝關節90度。將檢查側的下肢擺成膝關節90度屈曲、髖關節伸展0度，之後輔助檢查側下肢緩緩往下降 圖3-16 。若髖關節可內收達10度以上即為陰性。

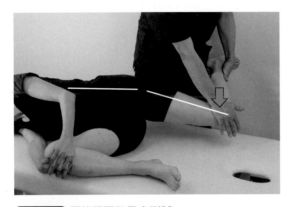

圖3-16 闊筋膜張肌長度測試（歐柏氏姿勢變形版）
患者側臥，檢查側在上方，下方的下肢成髖關節、膝關節90度。將檢查側的下肢擺成膝關節90度屈曲、髖關節伸展0度，之後輔助檢查側下肢緩緩往下降。若髖關節可內收達10度以上即為陰性。

④ 髖關節內收肌群長度測試

患者仰臥，讓髖關節外展 圖3-17 。髖關節內外轉中間位下，若髖關節可外展40到45度即為陰性。

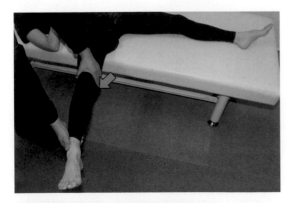

圖3-17 髖關節內收肌群長度測試
患者仰臥，讓髖關節外展。髖關節內外轉中間位下，若髖關節可外展40到45度即為陰性。

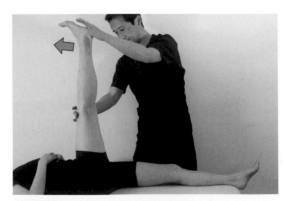

圖3-18 大腿後肌群長度測試
患者仰臥，緩緩抬高下肢。若髖關節可屈曲80度即為陰性。

⑤ 大腿後肌群長度測試

患者仰臥，緩緩抬高下肢 圖3-18 。若髖關節可屈曲80度即為陰性。

4. 步態分析

為了掌握運動器官力學方面主要的問題點，需要以步態為中心的動作分析，這是因為引起疼痛的力學負荷大多是由動作所產生的。

步態分析時，最好特別以關節力矩的影響因素為中心來進行觀察。透過前述的「1.評估站姿、踏步動作」、「2.評估形態及可動範圍」、「3.評估肌肉硬度及柔軟度」加上本項「4.步態分析」，推測每個病例引起疼痛的力學負荷為何很重要，這是驗證假設中最重要的「假設」。接著以此「假設」為基礎，透過第4章「2.骨盆的誘導評估」、第5章「4.用於製作入谷式腳底板的直接評估」等的評估，逐一確認此「假設」，這就是筆者在臨床實務執行的流程。

正如第1章說明過的，動作分析並不是單純用於找出「脫離常軌動作」的方法。找出各病例的動作特徵很重要，不過單單找出動作特徵在臨床上無法應對問題，重要的還是要從組織學方面的推理明確找出哪個地方疼痛，評估施加於該處的力學負荷為何，找出這幾點在臨床上有助於獲得結果。

第2章說明了各關節的關節力矩影響因素，理解這些因素在臨床上非常重要，因為透過一邊找出每個病例身上關節力矩的影響因素與障礙之間的關聯性，一邊進行動作分析，便能輕鬆發現造成障礙的力學負荷。以下就舉幾個病例說明，幫助各位理解這點。

病例A：梨狀肌疼痛

患者主訴臀部外側疼痛，根據組織學方面的推理可評估是梨狀肌疼痛時，先將髖關節外展力矩過剩，以及是在髖關節內轉位下負重的觀念放在心上，再思考與實際步行動作間的關聯，同時進行分析。如第2章說明過的（P.38），髖關節外展力矩的影響因素有站立前半期「骨盆位在外側」、「骨盆抬高」、「COM位在外側」、「髖關節內收位負重」等等，注意這幾點再觀察動作，可知能輕鬆找到問題點 圖3-19 。

此外，如果得知與上述事項無關，則有必要再度回到組織學方面的評估，確認是否真的是梨狀肌疼痛。臨床上經常像這樣不停地「確認、再確認」，筆者總是在腦袋裡重複這句話。

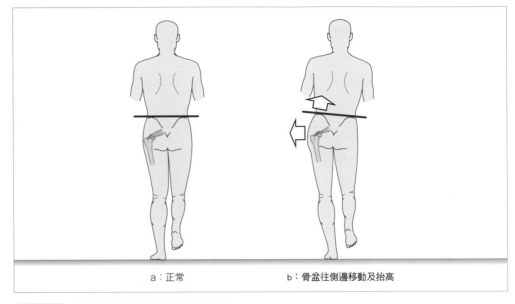

a：正常　　　　　　　　b：骨盆往側邊移動及抬高

圖3-19 **伴隨梨狀肌疼痛的病例常見步態**
如果步行站立時伴隨骨盆往側邊移動及抬高，會拉伸梨狀肌。

症例 B: 副舟狀骨疼痛 [※]

　　患者主訴足部內側疼痛，根據組織學方面的推理可評估是副舟狀骨的疼痛時，先將踝關節內翻力矩過剩的觀念放在心上，再思考與實際步行動作間的關聯，同時進行分析。如第 2 章說明過的（P.49），踝關節內翻力矩的影響因素有站立前半期「COP 位在內側」、「COP 位在後方」、「外翻位負重」等等，注意這幾點再觀察動作，可知能輕鬆找到問題點 **圖3-20** 。

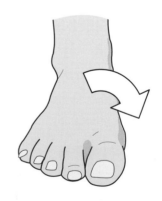

圖3-20 **伴隨副舟狀骨疼痛的病例常見步態**
如果步行站立時伴隨「COP 位在內側」、「COP 位在後方」、「外翻位負重」的情況，會拉伸附著在副舟狀骨上的組織。

※ 所謂副舟狀骨疼痛：約10～20％左右的人會有生長在舟狀骨內側的種子骨。平常沒有問題，但會因為扭傷或運動過度使用而出現症狀。此外，大多好發於青春期。

此外，如果得知與上述事項無關，則有必要再度回到組織學方面的評估，確認是否真的是副舟狀骨疼痛。除此之外，希望各位知道副舟狀骨疼痛的病例中，也有稀少，卻是因為內翻位負重而在同部位產生擠壓應力、引起疼痛的情況。

正如以上說明，透過一邊找出每個病例身上關節力矩的影響因素與障礙之間的關聯性，一邊進行動作分析，便能輕鬆發現主要的問題點。最後，介紹用來判斷每個病例主要問題點的步態觀察重點，這些知識在臨床現場必定相當實用。

1）筆者採用的步態觀點

觀察步態時，筆者首先會如 **表3-2** 一般掌握整體樣貌，其中「身體重心順暢地移動」、「軀幹列位的偏移」、「姿勢肌肉張力」尤其重要。

觀察步態的重點
① 動作是否流利（身體重心流暢地移動））
② 軀幹列位是否少有偏移
③ 身體偏移能否使力（姿勢肌肉張力）
④ 雙腳有無確實地承受體重
⑤ 能否直線前進
⑥ 動作有無節奏
⑦ 切換左右腳站立有無延遲
⑧ 左右轉動有無不對稱
⑨ 有無過度往左或往右移動
⑩ 每個動作在哪個時期產生

表3-2 觀察步態的重點

身體重心順暢地移動：步行時全程需要有節奏地、順暢地移動重心，如此便可形成流利的動作。治療師心裡一定要記得，一旦失去流暢性，絕對會在患者身上施加某種力學負荷。

軀幹列位的偏移：人類下肢的重量（移動單位）只占了全身的30％，骨盆以上的重量（乘載單位）則占了70％，因此形成乘載單位中隔的軀幹是用「什麼形狀」、「乘載在哪裡」與力學負荷大有關係。由此可知，治療師心裡一定要記

得，如果不掌握軀幹列位的偏移，就談不上是在進行動作分析。

姿勢肌肉張力：人類執行動作時，會隨時取得平衡，在身體各部位產生適度的肌肉張力（這稱為姿勢肌肉張力）。然而由於身體重心或軀幹列位偏移、產生逃避性的動作等原因，便引起姿勢肌肉張力異常。治療師心裡一定要記得，殘存姿勢肌肉張力異常的情況下，無法形成流利的動作，便會產生強大的力學負荷。

要像這樣首先掌握整體樣貌，再掌握身體各部位（局部），同時探討整體與局部間的關聯性。有些臨床專家推崇只注意局部障礙的方法，但這種方法看不到堆疊在局部障礙上最沉重的軀幹是用「什麼形狀」、「乘載在哪裡」，所以隨時聯繫整體與局部，同時掌握局部障礙的情況很重要。

此外，步態分析不能只單純觀察自然行走的狀態。筆者會隨時建立假設，同時也會針對誘導患者身體所產生的變化進行分析。也就是說，根據假設加以誘導，並確認患者的步行動作是否有往更正確的方向改變。

這種評估方法是直接誘導患者身體來評估其步態的，因此稱為「直接評估」（具體方法將於之後第5章的項目中介紹）。

針對基於假設施加的誘導，重要的並非步行動作有無變化，而是有無往正確的方向變化，因此需要時常判斷步行動作是否往正確方向變化的能力。也就是說，比起觀察步行動作有無變化，判斷其變化是否正確才是真正的難關。

筆者認為，作為判斷對患者身體加以誘導後是否往正確方向變化的基準，後述文字很重要：「步態分析時，根據假設加以誘導，其步行動作的變化會由於重心移動順暢，軀幹列位偏移少，姿勢肌肉張力適度時，而變得正確」。

不用說，光知道定義並無法精進步態分析的能力。不過筆者認為，根據定義在臨床反覆實踐誘導與評估，是提升步態分析能力的捷徑。筆者在臨床上大多是以步態分析為主體進行評估，由此進展到治療。此外，進行力學方面的推理時，步態分析也是不可或缺的評估方法。所以，希望閱讀本書的各位得以理解這些在臨床實務中經過千錘百鍊的步態分析精髓，並藉此進展到治療。

2）部位別步態分析

前面說明了筆者觀察步態的方法，接下來想介紹以障礙部位分類的觀察方法。知道如何掌握以部位分類步態的方法，在臨床現場應該更有助於實務。

① 髖關節周邊疾病

產生過度的髖關節伸展力矩，大多會引起「坐骨粗隆處疼痛」、「大腿後肌群緊繃或反覆肌肉拉傷」、「臀部疼痛」、「薦髂關節障礙」、「腰痛」。髖關節伸展力矩主要是在站立前半期產生，因此分析這些病例的步態時，依照下列順序觀察其步行時站立前半期的情況很重要。

> 骨盆位在後方、COM位在後方、髖關節屈曲位負重、骨盆前傾位

逐一評估這些觀察重點時，要分析何者是影響最大的因素。

接著，產生過度的髖關節屈曲力矩，大多會引起「鼠蹊部疼痛」、「股直肌近端部位疼痛」、「恥骨肌炎」、「薦髂關節障礙」、「腰痛」。髖關節屈曲力矩主要是在站立後半期產生，不過治療師必須要記得在站立後半期中預先擺動期（PSw）與擺動初期（ISw）的產生條件不同，因此分析這些病例的步態時，依照下列順序觀察其步行時站立後半期的情況很重要。

> **在PSw產生的類型**
> 骨盆位在前方、COM位在前方、髖關節伸展位負重、骨盆後傾位
>
> **在ISw產生的類型**
> 髖關節屈曲位負重、骨盆位在後方、前足部內翻、提臀

逐一評估這些觀察重點時，要分析何者是影響最大的因素。

再者，產生過度的髖關節外展力矩，大多會引起「梨狀肌症候群」、「臀小肌疼痛」、「薦髂關節障礙」、「變形性髖關節炎」、「髂脛束炎」、「腰痛」、「鼠蹊部疼痛」。髖關節外展力矩主要是在站立前半期產生，因此分析這些病例的步態時，依照下列順序觀察其步行時站立前半期的情況很重要。

> 骨盆位在外側、骨盆抬高、COM位在外側、髖關節內收位負重

逐一評估這些觀察重點時，要分析何者是影響最大的因素。

另外，產生過度的髖關節內收力矩，大多會引起「恥骨肌炎」、「髖關節內收肌群緊繃」、「鵝足炎」、「大腿後肌群內側肌肉緊繃」、「薦髂關節障礙」、「腰痛」。髖關節內收力矩主要是在站立後半期產生，因此分析這些病例的步態時，依照下列順序觀察其步行時站立後半期的情況很重要。

骨盆位在內側、COM位在內側、髖關節外展位負重、骨盆下沉

逐一評估這些觀察重點時，要分析何者是影響最大的因素

② 膝關節周邊疾病

產生過度的膝關節伸展力矩，大多會引起「髕韌帶炎」、「股直肌遠端部位疼痛」、「鵝足炎」、「脛骨粗隆骨突炎（奧斯戈德氏症、歐式病）」、「髕股關節障礙」、「髂脛束炎」。膝關節伸展力矩主要是在站立前半期產生，因此分析這些病例的步態時，依照下列順序觀察其步行時站立前半期的情況很重要。

膝關節屈曲位負重、骨盆後傾位、COM位在後方、COP位在後方

逐一評估這些觀察重點時，要分析何者是影響最大的因素。

接著，產生過度的膝關節屈曲力矩，大多會引起「大腿後肌群遠端部位緊繃或反覆肌肉拉傷」、「鵝足炎」、「半膜肌緊繃」。膝關節屈曲力矩主要是在站立後半期產生，因此分析這些病例的步態時，依照下列順序觀察其步行時站立後半期的情況很重要。

膝關節伸展位負重、骨盆前傾位、COM位在前方、COP位在前方

逐一評估這些觀察重點時，要分析何者是影響最大的因素。

再者，產生過度的膝關節外翻力矩，大多會引起「變形性膝關節炎」、「髂脛束炎」、「髕股關節障礙」、「髕韌帶炎」。膝關節外翻力矩主要是在站立前半期產生，因此分析這些病例的步態時，依照下列順序觀察其步行時站立前半期的情況很重要。

膝關節內翻位負重、骨盆位在外側、COM位在外側、COP位在外側

逐一評估這些觀察重點時，要分析何者是影響最大的因素。

3

評估

另外，產生過度的膝關節內翻力矩，大多會引起「鵝足炎」、「半膜肌緊繃」、「杭特氏隧道症候群[※]」、「髂韌帶炎」。膝關節內翻力矩主要是在站立後半期產生，因此分析這些病例的步態時，依照下列順序觀察其步行時站立後半期的情況很重要。

> **膝關節外翻位負重、骨盆位在內、COM 位在內側、COP 位在內側**

逐一評估這些觀察重點時，要分析何者是影響最大的因素。

※所謂杭特氏隧道（Hunter's canal）：從大腿下方內側走往後方的管狀結構，有股動脈、股靜脈、隱神經通過。杭特氏隧道也稱為內收肌管、內收肌通道。

最後，產生過度的膝關節內轉力矩，大多會引起「髕骨下脂肪墊炎」、「變形性膝關節炎」、「鵝足炎」、「膕肌炎」、「膝關節後外側支撐結構障礙」。膝關節內翻力矩分為在站立前半期與在站立後半期產生的類型，因此分析這些病例的步態時，依照下列順序觀察其步行時站立前半期及後半期的情況很重要。

> **在站立前半期產生的類型**
> 大腿內轉位負重、COP 位在外側、髖關節內轉位、骨盆位在外側
>
> **在站立後半期產生的類型**
> 小腿外轉位負重、大腿內轉位負重、COP 位在內側、
> 髖關節內轉位、骨盆位在內側

逐一評估這些觀察重點時，要分析何者是影響最大的因素。

③ 踝關節周邊疾病

首先，產生過度的踝關節背屈力矩，大多會引起「脛骨前肌腔室症候群」、「足底筋膜炎」、「腳跟疼痛」、「伸趾長肌緊繃或疼痛」、「踝關節前方部分疼痛」、「踝關節扭傷」。踝關節背屈力矩分為在站立前半期產生的類型與在站立後半期產生的類型，因此分析這些病例的步態時，依照下列順序觀察其步行時站立前半期及後半期的情況很重要。

> **在站立前半期產生的類型**
> COP 位在後方、小腿遠端位在後方負重
>
> **在站立後半期產生的類型**
> 以踝關節內翻位蹬地、COP 位在後方、後半期髖關節伸展不足

逐一評估這些觀察重點時，要分析何者是影響最大的因素。

接著，產生過度的踝關節底屈力矩，大多會引起「阿基里斯腱炎」、「足底筋膜炎」、「腓腸肌緊繃或疼痛」、「跟骨骨骺炎」。踝關節底屈力矩主要是在站立後半期產生，因此分析這些病例的步態時，依照下列順序觀察其步行時站立後半期的情況很重要。

> ### COP 位在前方、小腿遠端位在前方負重、腳跟提早離地

逐一評估這些觀察重點時，要分析何者是影響最大的因素。

再者，產生過度的踝關節外翻力矩，大多會引起「腓骨肌炎」、「踝關節扭傷」、「瓊斯氏骨折」、「腳跟疼痛」、「夾脛症」、「伸趾長肌緊繃或疼痛」、「卡格氏脂肪墊障礙[※]」。踝關節外翻力矩分為在站立前半期產生的類型與在站立後半期產生的類型，因此分析這些病例的步態時，依照下列順序觀察其步行時站立前半期及後半期的情況很重要。

※所謂卡格氏脂肪墊（Kager's fat pad）：位在阿基里斯腱深部的脂肪組織，如果柔軟度低下，容易使踝關節底屈或背屈的可動範圍受限（也容易誘發疼痛）。

> ### 在站立前半期產生的類型（腓骨肌遠端部位）
> COP 位在外側、COP 位在後方、內翻位負重
>
> ### 在站立後半期產生的類型（腓骨肌近端部位及腓腸肌外側）
> COP 位在外側、COP 位在前方、蹬地的內翻位負重

逐一評估這些觀察重點時，要分析何者是影響最大的因素。

另外，產生過度的踝關節內翻力矩，大多會引起「脛骨後肌炎」、「副舟狀骨疼痛」、「夾脛症」、「足底筋膜炎」。踝關節內翻力矩分為在站立前半期產生的類型與在站立後半期產生的類型，因此分析這些病例的步態時，依照下列順序觀察其步行時站立前半期及後半期的情況很重要。

> ### 在站立前半期產生的類型（脛骨後肌遠端部位）
> COP 位在內側、COP 位在後方、外翻位負重
>
> ### 在站立後半期產生的類型（脛骨後肌近端部位及腓腸肌內側）
> COP 位在內側、COP 位在前方、蹬地的外翻位負

逐一評估這些觀察重點時，要分析何者是影響最大的因素。

参考文献

1）入谷誠：足部に関する評価と治療．理学療法 学39：293－296，2012．
2）入谷誠：入谷式足底板 - 基礎編 - ．運動と医学の出版社，2011．
3）入谷誠：下肢からみた動きと理学療法の展開．結果の出せる整形外科理学療法，メジカルビュー社，177-281，2011．
4）入谷誠：入谷式足底板セミナー - 上級編 - 資料．身体運動学的アプローチ研究会後援
5）入谷誠：下腿部・足関節・足部の構造と機能．下肢のスポーツ外傷のリハビリテーションとリコンディショニング．小柳麿毅（編），文光堂，2011．
6）園部俊晴：ジョーンズ骨折に対する術後のリハビリテーション．改訂版スポーツ外傷・障害に対する術後のリハビリテーション，内山英司ほか監修，運動と医学の出版社，400-421，2013．
7）園部俊晴：シンスプリントに対するランニング phaseに応じたインソール．臨スポーツ医31，311－315，2014．

3

評価

3

評
估

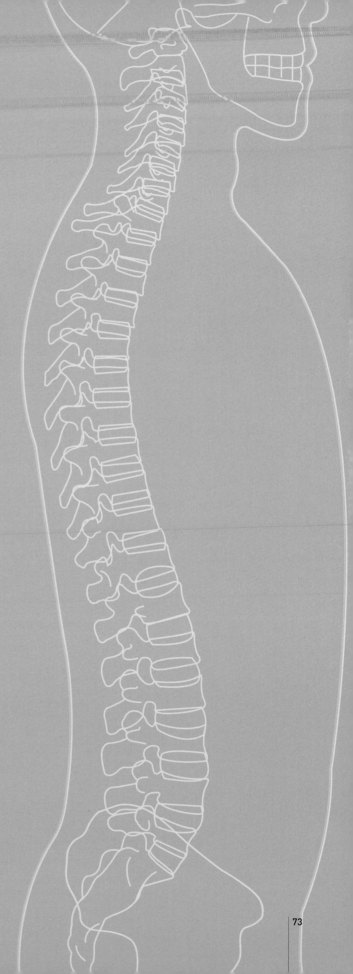

第**4**章
入谷式
相對理論

入谷 誠

1. 所謂入谷式相對理論

第5章以後會說明治療方法，不過在這之前，筆者想先提一下「入谷式相對理論」，因為筆者的治療方法大多是由入谷式相對理論的概念變化而來的。接下來對閱讀本章的讀者而言，或許會感到這個理論難以理解吧。然而筆者認為，進行力學方面的推理時，如果能確切理解本理論，便能更深刻地探討身體的動作。此外鑽研本理論，也成了筆者本身解析臨床實務的強大基礎。所以基於前述種種，筆者想盡可能淺顯易懂地說明「入谷式相對理論」。

人類執行動作時，會在身體各分節中產生「分節內（分節上下之間）」與「分節間」相反的作用（力），這稱為相對作用 **圖4-1** 。比方說伸展膝關節時，會產生大腿遠端的往後方移動以及小腿近端的往前方移動（分節間的相對作用） **圖4-2** 。此外，相對於股骨遠端往後移動，股骨本身則會產生近端往前移動，這是因為如果對遠端施加力量，必定會對近端施加反方向力量的緣故。

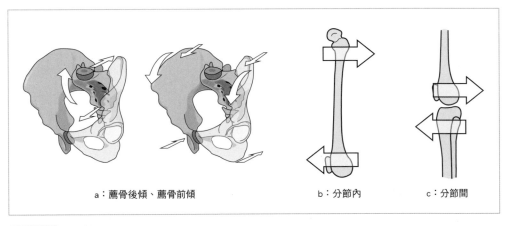

a：薦骨後傾、薦骨前傾　　　　　　　　　　b：分節內　　　c：分節間

圖4-1 相對作用

a：薦骨後傾時，會產生薦底往後方、薦尖往前方的作用。此外，髂骨前傾時，會產生髂　往前方、坐骨粗隆往後方的作用。

b：執行動作時，股骨的上下端之間也會產生相反的作用（分節內的相對作用）。

c：執行動作時，膝關節處的大腿與小腿也會產生相反的作用（分節間的相對作用）。

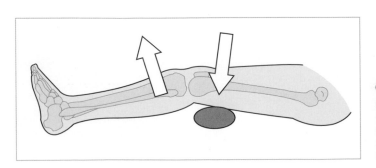

圖4-2 膝關節伸展時的相對作用

伸展膝關節時，會產生大腿遠端往後方、小腿近端往前方的作用。像這樣，分節間會產生相反的作用。

步行動作是靠著地面與腳底之間產生的剪力作用讓身體往前方移動的。筆者認為，如果此時沒有在地面與腳底之間產生作用，身體各分節之間也沒有產生相同的作用，便無法順暢地完成有效率的步行動作 **圖4-3**。這種從步行時的剪力誕生的概念，就是入谷式相對理論的起點。

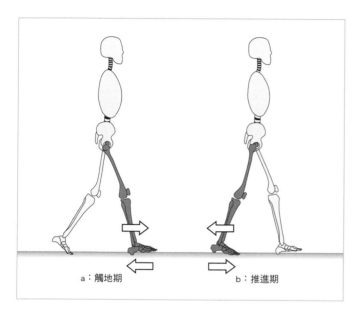

a：觸地期　　　　　　b：推進期

圖4-3 **站立期的剪力**
步行時的剪力就是入谷式相對理論的起點。筆者認為步行時是靠著地面與腳底之間產生的剪力作用讓身體往前方移動的，但身體各分節之間若沒有產生相同的作用，便無法順暢地完成有效率的步行動作。

　　活用這種作用，人類便能有效率地傳遞能量。更有效率地活用此作用，並應用到臨床上的理論，就是「入谷式相對理論」。一旦理解了此理論，便能大幅提升徒手誘導、肌力運動、貼紮、腳底板等各種手技應用在臨床實務的範疇。

　　總而言之，本章會說明如何改善各種障礙的原因，介紹應用入谷式相對理論的評估與治療流程。筆者認為，反覆這種評估與治療時逐一進行假設與驗證，是臨床上最重要的部分。

2. 骨盆的誘導評估

　　筆者必定會根據第3章為止的內容針對力學障礙的原因建立假設，然後藉由改變動作，來確認該假設是否正確。入谷式治療概念中，此確認作業是以直接改變動作為前提進行的。順帶一提，筆者改變動作的方法有貼紮、墊墊子、徒手誘導、肌肉收縮、刺激皮膚等等，而本項將介紹使用徒手誘導的評估方法。

利用徒手誘導來評估時，如果誘導後的效果持續很久，那麼便無法順利進行下個評估，因此誘導時最好是能馬上恢復到原先狀態的程度。由此可知，是要用非常輕柔的觸碰來稍微改變骨盆或下肢進行誘導。

1）骨盆誘導評估的意義

介紹入谷式相對理論時，不可缺少骨盆的誘導評估。骨盆是連接上半身與下半身的部位，薦骨連接上半身，髂骨連接下半身 図4-4 。也就是說，骨盆為連接上半身與下半身的部位，這個部位的活動對身體全身活動的影響也最大。

入谷式相對理論是以此骨盆誘導評估為基準，再根據「下肢聯動模式」以及「軀幹聯動模式」擴展到治療（後面會介紹如何評估及如何延續到治療）。總而言之，筆者想再次強調骨盆的誘導評估在入谷式相對理論中是相當重要的一部分。以下將骨盆的誘導評估分為「薦骨部分的誘導評估」、「髂骨部分的誘導評估」進行說明。

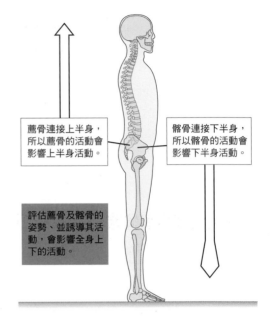

薦骨連接上半身，所以薦骨的活動會影響上半身活動。

髂骨連接下半身，所以髂骨的活動會影響下半身活動。

評估薦骨及髂骨的姿勢、並誘導其活動，會影響全身上下的活動。

圖4-4 下半身與上半身的聯動
薦骨連接上半身，所以薦骨的活動會影響上半身的活動。此外，髂骨連接下半身，所以髂骨的活動會影響下半身的活動。也就是說，評估薦骨及髂骨的姿勢、誘導其活動，會影響全身上下的活動。

2）薦骨部分的誘導與評估

薦骨部分會徒手誘導薦骨前傾及後傾來進行評估。誘導後務必讓患者走路，選擇走路時重心移動順暢、軀幹列位偏移少、姿勢肌肉張力適當的誘導方式。

薦骨部分的誘導會改變站立前半期的動作，因此有必要仔細觀察承重反應期（LR）時重心往側邊的移動，以及軀幹列位的偏移。然後徒手誘導薦骨前傾，會讓負重移動到腳尖，徒手誘導薦骨後傾則會讓負重移動到腳跟 圖4-5 圖4-6 。

薦骨部分的誘導與腳部的關聯，是與距下關節的活動有關。距下關節的旋後在站立初期時會提早將負重往前方移動，距下關節的旋前在站立初期時則會延遲將負重往前方移動。也就是說，徒手誘導薦骨前傾會讓負重移動到腳尖，與距下關節旋後的活動有關（反過來說，徒手誘導薦骨後傾則會讓負重移動到腳跟，與距下關節旋前的活動有關）。因此，如果誘導薦骨前傾良好，會誘導距下關節旋後，而誘導薦骨後傾良好，則會誘導距下關節旋前（誘導距下關節旋後、旋前的方法請參考第5章「治療：入谷式腳底板療法」的P.114）。

在薦骨上方部分誘導

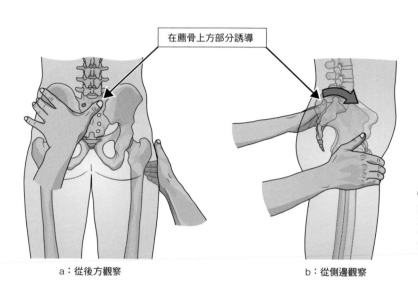

a：從後方觀察

b：從側邊觀察

圖4-5　誘導薦骨前傾
誘導右側薦骨前傾時，要用左手拇指輕碰薦骨，右手像要固定股骨般從前方抓著股骨進行誘導。如此誘導薦骨前傾會在站立前半期將負重移到腳尖。

在薦骨下方部分誘導

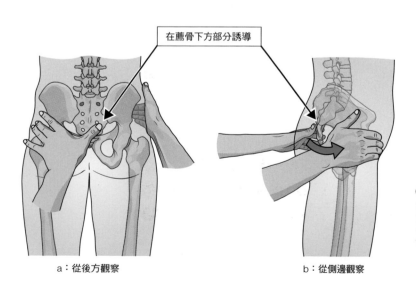

a：從後方觀察

b：從側邊觀察

圖4-6　誘導薦骨後傾
誘導右側薦骨後傾時，要用左手拇指輕碰薦骨，右手像要固定髂骨般從前方抓著髂骨進行誘導。如此誘導薦骨後傾會在站立前半期將負重移到腳跟。

3) 髂骨部分的誘導與評估

髂骨部分會徒手誘導髂骨前傾及後傾來進行評估。誘導後務必讓患者走路，選擇走路時重心移動順暢、軀幹列位偏移少、姿勢肌肉張力適當的誘導方式。

髂骨部分的誘導會改變站立後半期的動作，因此有必要仔細觀察站立末期（TSt）時重心往側邊的移動，以及軀幹列位的偏移。然後徒手誘導髂骨前傾，會讓負重往足部內側移動，徒手誘導髂骨後傾則會讓負重往足部外側移動 圖4-7 、 圖4-8 。

髂骨部分的誘導與腳部的關聯，是與拇趾跗蹠關節的活動有關。拇趾跗蹠關節的底屈在站立中期（MSt）以後會提早將負重往前方移動變成足部內側負重，拇趾跗蹠關節的背屈在站立中期以後則會延遲將負重往前方移動，限制了足部內側負重。也就是說，徒手誘導髂骨前傾會讓負重往足部內側移動，與拇趾跗蹠關節底屈的活動有關（反過來說，徒手誘導髂骨後傾則會讓負重往足部外側移動，與拇趾跗蹠關節背屈的活動有關）。因此，如果誘導髂骨前傾良好，會誘導拇趾跗蹠關節底屈，而誘導髂骨後傾良好，則會誘導拇趾跗蹠關節背屈（誘導拇趾跗蹠關節底屈、背屈的方法請參考第5章「治療：入谷式腳底板療法」的P.116）。

進行這兩個評估後，務必從「薦骨前傾‧髂骨前傾」、「薦骨前傾‧髂骨後傾」、「薦骨後傾‧髂骨前傾」、「薦骨後傾‧髂骨後傾」中確認左右邊各自活動良好的類型（實際的評估方法已製作成影片，請各位利用下方QR碼觀賞）。如果治療師與患者雙方無法感受到動作良好的變化，必須有評估本身出錯的自覺。

3. 確立下肢聯動模式

1) 下肢聯動模式的規律性

正如 圖4-4 所示，髂骨的活動會與下肢聯動。筆者從臨床經驗中找出髂

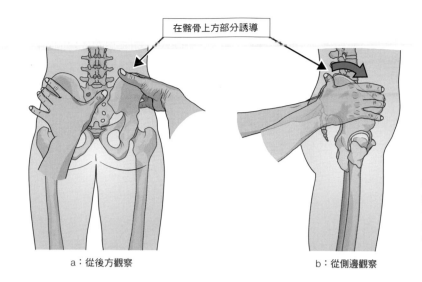

在髂骨上方部分誘導

a：從後方觀察　　　　　　　　　b：從側邊觀察

圖4-7　誘導髂骨前傾

誘導右側髂骨前傾時，左手拇指像要固定髂骨般輕碰著，右手像要包覆髂般抓著進行誘導。如此誘導髂骨前傾會在站立後半期將負重移往足部內側。

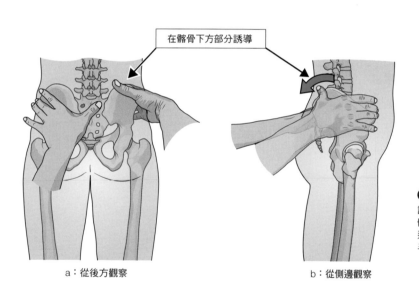

在髂骨下方部分誘導

a：從後方觀察　　　　　　　　　b：從側邊觀察

圖4-8　誘導髂骨後傾

誘導右側髂骨後傾時，左手拇指像要固定髂骨般輕碰著，右手像要包覆髂般抓著進行誘導。如此誘導髂骨後傾會在站立後半期將負重移往足部外側。

骨與下肢的聯動模式，這是入谷式相對理論的基本法則其中之一。理解此聯動模式的本質或許需要點時間，不過筆者認為，等到真正理解時，通往治療的道路會盛大地展開。那麼，以下將介紹下肢的聯動模式。

① 矢狀面的聯動模式

筆者在臨床探索髂骨與下肢的聯動模式中，注意到了髂骨前傾會讓膝關節活動時更處於伸展強勢，髂骨後傾則會讓膝關節在活動時更處於屈曲強勢。再者，也知道了應對髂骨活動時，大腿、小腿的近端與遠端會產生相對作用，整理如下：

髖骨前傾有誘導大腿近端往前、誘導大腿遠端往後的作用，還有誘導小腿近端往前、誘導小腿遠端往後的作用 圖4-9a ，此時膝關節活動處於伸展強勢。

另一方面髖骨後傾的作用則相反，整理如下：
髖骨後傾有誘導大腿近端往後、誘導大腿遠端往前的作用，還有誘導小腿近端往後、誘導小腿遠端往前的作用 圖4-9b ，此時膝關節活動處於屈曲強勢。

此聯動模式的規律性可應用於各種臨床實務，比方說徒手誘導膝關節時，如果誘導小腿近端部分往前，可以誘導小腿往伸展方向活動，而誘導小腿近端部分往後，則可以誘導小腿往屈曲方向活動。

實際臨床實務上，首先要以徒手誘導來評估、決定如何誘導髖骨部位，再以其髖骨姿勢根據前述聯動模式的規律性，對下肢各關節施行徒手誘導，然後決定各關節中各骨頭的誘導方向。

② 冠狀面的聯動模式

與前述矢狀面的聯動模式相同，筆者也在冠狀面上發現了髖骨與下肢的聯動模式，那就是：髖骨前傾會讓膝關節活動時更處於內翻強勢，髖骨後傾則會讓膝關節活動時更處於外翻強勢。

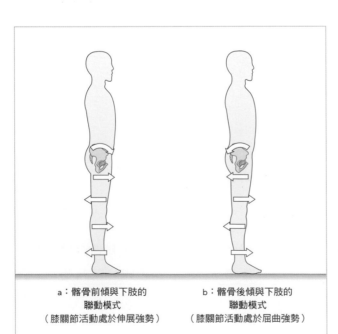

a：髖骨前傾與下肢的
聯動模式
（膝關節活動處於伸展強勢）

b：髖骨後傾與下肢的
聯動模式
（膝關節活動處於屈曲強勢）

圖4-9 矢狀面上髖骨與下肢的聯動模式
a：髖骨前傾有誘導大腿近端往前、誘導大腿遠端往後的作用，還有誘導小腿近端往前、誘導小腿遠端往後的作用。
b：髖骨後傾有誘導大腿近端往後、誘導大腿遠端往前的作用，還有誘導小腿近端往後、誘導小腿遠端往前的作用。

再者，應對髂骨活動時，冠狀面上大腿、小腿的近端與遠端也會產生相對作用，整理如下：

髂骨前傾有誘導大腿近端往外、誘導大腿遠端往內的作用，還有誘導小腿近端往外、誘導小腿遠端往內的作用 **圖4-10 a**，此時膝關節活動處於內翻強勢。

另一方面髂骨後傾的作用則相反，整理如下：

髂骨後傾有誘導大腿近端往內、誘導大腿遠端往外的作用，還有誘導小腿近端往內、誘導小腿遠端往外的作用 **圖4-10 b**，此時膝關節活動處於外翻強勢。

此聯動模式的規律性可應用於各種臨床實務，比方說徒手誘導膝關節時，如果誘導小腿近端部分往外，可以誘導小腿往內翻方向活動，而誘導小腿近端部分往內，則可以誘導小腿往外翻方向活動。

實際臨床實務上，首先要以徒手誘導來評估、決定如何誘導髂骨部位，再以其髂骨姿勢根據前述聯動模式的規律性，對下肢各關節施行徒手誘導，然後決定各關節中各骨頭的誘導方向。

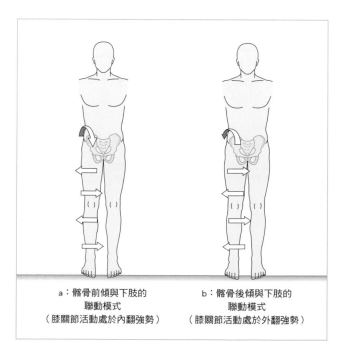

a：髂骨前傾與下肢的聯動模式
（膝關節活動處於內翻強勢）

b：髂骨後傾與下肢的聯動模式
（膝關節活動處於外翻強勢）

圖4-10 冠狀面上髂骨與下肢的聯動模式
a：髂骨前傾有誘導大腿近端往外、誘導大腿遠端往內的作用，還有誘導小腿近端往外、誘導小腿遠端往內的作用。
b：髂骨後傾有誘導大腿近端往內、誘導大腿遠端往外的作用，還有誘導小腿近端往內、誘導小腿遠端往外的作用。

2）誘導下肢與步態的變化

接下來伴隨下肢聯動模式，說明徒手誘導時步態的變化。

① 髂骨前傾類型

筆者將伴隨髂骨前傾的下肢聯動模式稱為「髂骨前傾類型」。徒手誘導評估中誘導髂骨前傾活動良好的情況下，根據本聯動模式誘導下肢，可促使膝關節伸展。此誘導在步態動作的矢狀面上，會讓站立前半期的活動處於優勢，促進髂骨前傾、髖關節屈曲、膝關節伸展、踝關節底屈類型的聯動 **圖4-11 a** 。此外在冠狀面上，會促進髖關節內收、膝關節內翻、距骨往外傾斜（踝關節內翻）類型的聯動 **圖4-11 b** 。此模式固定的活動有抑制下肢肌肉張力的作用，並有提升站立期活動性（mobility）的作用。

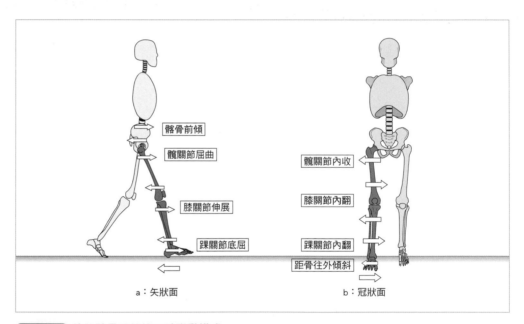

圖4-11 伴隨髂骨前傾的下肢聯動模式

a：讓站立前半期的活動處於優勢，促進髂骨前傾、髖關節屈曲、膝關節伸展、踝關節底屈類型的聯動。
b：讓站立前半期的活動處於優勢，促進髖關節內收、膝關節內翻、距骨往外傾斜（踝關節內翻）類型的聯動。

② 髂骨後傾類型

另一方面，筆者將伴隨髂骨後傾的下肢聯動模式稱為「髂骨後傾類型」。徒手誘導評估中誘導髂骨後傾活動良好的情況下，根據本聯動模式誘導下肢，可促使膝關節屈曲。此誘導在步態動作的矢狀面上，會讓站立後半期的活動

處於優勢，促進髂骨後傾、髖關節伸展、膝關節屈曲、踝關節背屈類型的聯動
圖4-12 a。此外在冠狀面上，會促進髖關節外展、膝關節外翻、距骨往內傾斜
（踝關節外翻）類型的聯動 **圖4-12 b**。此模式固定的活動有抑制下肢肌肉張力的
作用，並有提升站立期活動性（mobility）的作用。

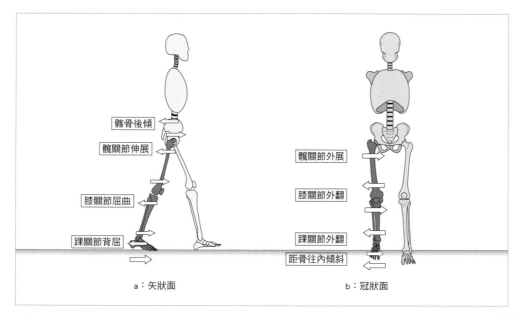

圖4-12 伴隨髂骨後傾的下肢聯動模式

a：讓站立後半期的活動處於優勢，促進髂骨後傾、髖關節伸展、膝關節屈曲、踝關節背屈類型的聯動。
b：讓站立後半期的活動處於優勢，促進髖關節外展、膝關節外翻、距骨往內傾斜（踝關節外翻）類型的聯動。

3）誘導下肢各關節與評估

　前面說明過了下肢聯動模式，而筆者會施行徒手誘導，來評估在該聯動模式
中，誘導下肢哪個部位能獲得良好的活動。以下介紹臨床上方便使用的徒手誘
導評估方法，請實際嘗試看看。

① 髂骨前傾類型

　若是伴隨髂骨前傾的下肢聯動模式，矢狀面上會各自徒手誘導大腿近端、小
腿近端、足部往前方移動，大腿遠端、小腿遠端往後方移動，並確認這些誘導
中，哪項誘導能獲得良好的活動。具體方法方面，筆者在臨床上施行的是「利
用皮膚的徒手誘導」、以及「直接活動骨頭的徒手誘導」，以下將說明這些方法。

ⅰ）利用皮膚的徒手誘導

如果是利用皮膚誘導小腿近端往前方移動，會像 `圖4-13` 一般徒手誘導，然後讓患者走路，<u>判斷此時的重心移動是否順暢、軀幹列位是否少有偏移、姿勢肌肉張力有無往適當的方向變化</u>（利用皮膚的徒手誘導詳情請參閱第7章「1.入谷式皮膚誘導的原則」P.178）。

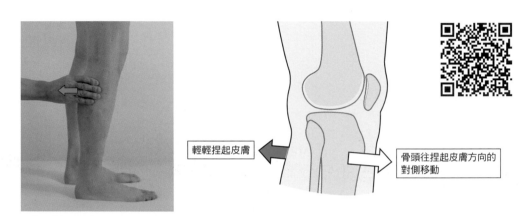

輕輕捏起皮膚

骨頭往捏起皮膚方向的對側移動

`圖4-13` **實際利用皮膚徒手誘導（誘導小腿近端往前方移動）**
捏起皮膚往上方誘導，將該部位骨頭往對側移動的力量會發揮作用，這在第7章「應用入谷式皮膚誘導的治療」會有詳細說明。此外，實際施行方法已製成影片，歡迎掃描上記QR碼參閱。

其他部位也使用同樣的方法，來確認誘導哪個部位能獲得良好的活動 `圖4-14a` ～ `圖4-14h` 。

此外，冠狀面上會各自徒手誘導大腿近端、小腿近端往外側移動，大腿遠端、小腿遠端往內側移動，然後確認誘導哪個部位能獲得良好的活動 `圖4-14e` ～ `圖4-14h` 。

ⅱ）直接活動骨頭的徒手誘導

另一個方法就是直接活動骨頭的徒手誘導，比方說如果要誘導小腿近端往前方移動，會像 `圖4-15` 一般徒手誘導，然後讓患者走路，<u>判斷此時的重心移動是否順暢、軀幹列位是否少有偏移、姿勢肌肉張力有無往適當的方向變化</u>（直接活動骨頭的徒手誘導詳情請參閱第6章「治療：入谷式擴展運動」P.146）。

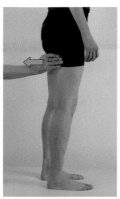
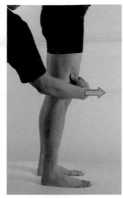
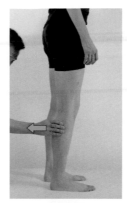
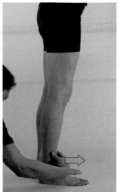

a：誘導大腿近端
　往前方移動

b：誘導大腿遠端
　往後方移動

c：誘導小腿近端
　往前方移動

d：誘導小腿遠端
　往後方移動

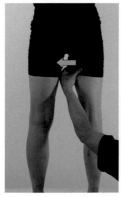
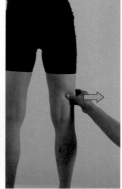
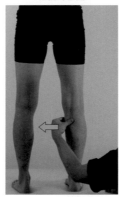
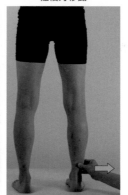

e：誘導大腿近端
　往外側移動

f：誘導大腿遠端
　往內側移動

g：誘導小腿近端
　往外側移動

h：誘導小腿遠端
　往內側移動

圖4-14 其他實際徒手誘導的方法（髕骨前傾）

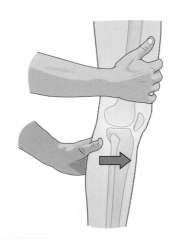
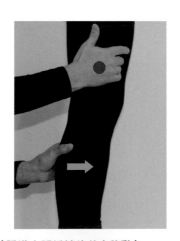

● 固定處

⬅ 誘導方向

圖4-15 直接活動骨頭的徒手誘導（誘導小腿近端往前方移動）

誘導小腿近端往前方移動時，要從前方固定住大腿遠端，由後往前輕推小腿近端，如此一來可誘發膝關節伸展。
此外，實際施行方法已製成影片，歡迎掃描上記QR碼參閱。

其他部位也使用同樣的方法，來確認誘導哪個部位能獲得良好的活動 圖4-16 a ～ 圖4-16 k 。

此外，冠狀面上會各自徒手誘導大腿近端、小腿近端、足部往外側移動，大腿遠端、小腿遠端往內側移動，然後確認誘導哪個部位能獲得良好的活動 圖4-16 g ～ 圖4-16 k 。

這些評估是建立障礙假設的重要指標，全都能作為接下來驗證假設作業中的「驗證」步驟，活用於治療。也就是說，第5章以後說明的治療（驗證）作業，都會根據如此評估的結果來進行，評估與治療總是一體的。

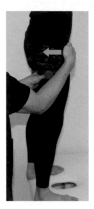 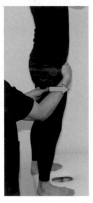 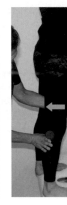 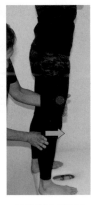 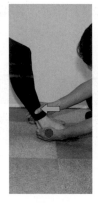 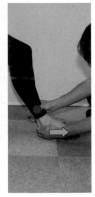

a：誘導骨盆遠端 往後方移動 　b：誘導大腿近端 往前方移動 　c：誘導大腿遠端 往後方移動 　d：誘導小腿近端 往前方移動 　e：誘導小腿遠端 往後方移動 　f：誘導足部 往前方移動

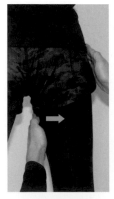 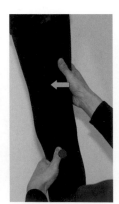 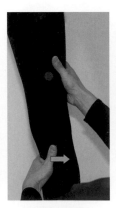 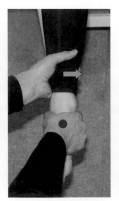 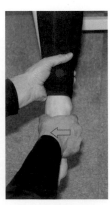

g：誘導大腿近端 往外側移動 　h：誘導大腿遠端 往內側移動 　i：誘導小腿近端 往外側移動 　j：誘導小腿遠端 往內側移動 　k：誘導足部 往外側移動

圖4-16 其他實際徒手誘導的方法（髕骨前傾）　　　● 固定處　　⬅ 誘導方向

4

入谷式相對理論

② 髂骨後傾類型

另一方面，如果是伴隨髂骨後傾的下肢聯動模式，矢狀面上會各自徒手誘導人腿近端、小腿近端、足部往後方移動，大腿遠端、小腿遠端往前方移動，並確認這些誘導中，哪項誘導能獲得良好的活動。具體方法方面，接下來說明筆者在臨床上施行的兩種方法。

ⅰ）利用皮膚的徒手誘導

如果是利用皮膚誘導小腿近端往後方移動，會像 圖4-17 一般徒手誘導，然後讓患者走路，判斷此時的重心移動是否順暢、軀幹列位是否少有偏移、姿勢肌肉張力有無往適當的方向變化（利用皮膚的徒手誘導詳情請參閱第7章「1. 入谷式皮膚誘導的原則」P.178）。

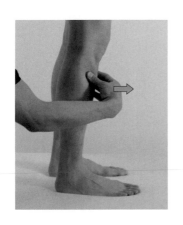
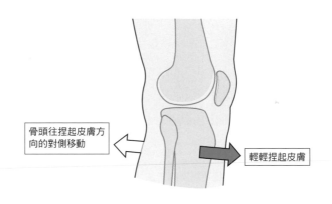

骨頭往捏起皮膚方向的對側移動

輕輕捏起皮膚

圖4-17 實際利用皮膚徒手誘導（誘導小腿近端往後方移動）
捏起皮膚往上方誘導，將該部位骨頭往對側移動的力量會發揮作用，這在第7章「應用入谷式皮膚誘導的治療」會有詳細說明。此外，實際施行方法已製成影片，歡迎掃描上記QR碼參閱（與圖4-13是相同的影片）。

其他部位也使用同樣的方法，確認誘導哪個部位能獲得良好的活動 圖4-18 a ～ 圖4-18 h 。

此外，冠狀面上會各自徒手誘導大腿近端、小腿近端往內側移動，大腿遠端、小腿遠端往外側移動，然後確認誘導哪個部位能獲得良好的活動 圖4-18 e ～ 圖4-18 h 。

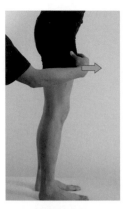 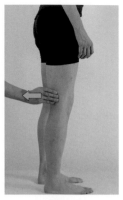 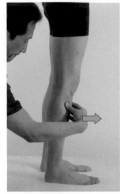 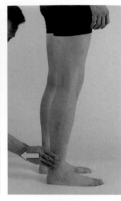

a：誘導大腿近端　　　b：誘導大腿遠端　　　c：誘導小腿近端　　　d：誘導小腿遠端
　　往後方移動　　　　　往前方移動　　　　　往後方移動　　　　　往前方移動

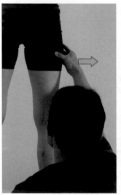 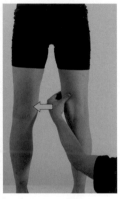 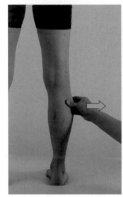 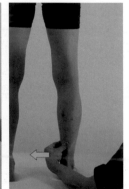

e：誘導大腿近端　　　f：誘導大腿遠端　　　g：誘導小腿近端　　　h：誘導小腿遠端
　　往內側移動　　　　　往外側移動　　　　　往內側移動　　　　　往外側移動

圖4-18 其他實際徒手誘導的方法（髕骨後傾）

ⅱ）直接活動骨頭的徒手誘導

另一個方法就是直接活動骨頭的徒手誘導，比方說如果要誘導小腿近端往後方移動，會像 **圖4-19** 一般徒手誘導，然後讓患者走路，<u>判斷此時的重心移動是否順暢、軀幹列位是否少有偏移、姿勢肌肉張力有無往適當的方向變化</u>（直接活動骨頭的徒手誘導詳情請參閱第6章「治療：入谷式擴展運動」P.146）。

他部位也使用同樣的方法，來確認誘導哪個部位能獲得良好的活動 **圖4-20 a** ～ **圖4-20 k** 。

此外，冠狀面上會各自徒手誘導大腿近端、小腿近端、足部往內側移動，大腿遠端、小腿遠端往外側移動，然後確認誘導哪個部位能獲得良好的活動 **圖4-20 g** ～ **圖4-20 k** 。

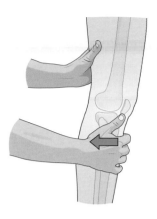
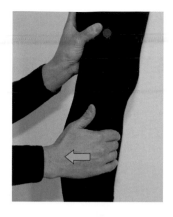

● 固定處

← 誘導方向

圖4-19 **直接活動骨頭的徒手誘導（誘導小腿近端往後方移動）**

誘導小腿近端往後方移動時，要從後方固定住大腿遠端，由前往後輕推小腿近端，如此一來可誘發膝關節屈曲。此外，實際施行方法已製成影片，歡迎掃描上記QR碼參閱。

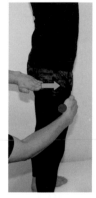
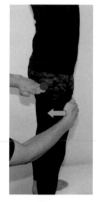
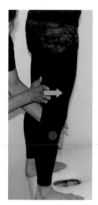
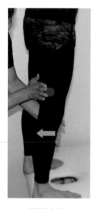
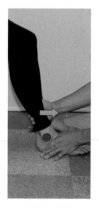
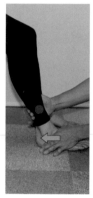

a：誘導骨盆遠端　　　b：誘導大腿近端　　　c：誘導大腿遠端　　　d：誘導小腿近端　　　e：誘導小腿遠端　　　f：誘導足部
　往前方移動　　　　　往後方移動　　　　　往前方移動　　　　　往後方移動　　　　　往前方移動　　　　　往後方移動

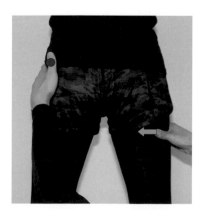
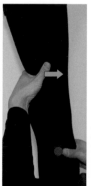
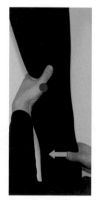
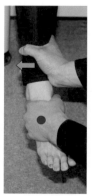
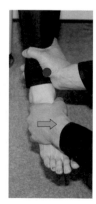

g：誘導大腿近端往內側移動　　h：誘導大腿遠端　　i：誘導小腿近端　　j：誘導小腿遠端　　k：誘導足部
　　　　　　　　　　　　　　　往外側移動　　　　往內側移動　　　　往外側移動　　　　往內側移動

圖4-20 **其他實際徒手誘導的方法（髂骨後傾）**

這些評估是建立障礙假設的重要指標，全都能作為接下來驗證假設作業中的「驗證」步驟，活用於治療。也就是說，第5章以後說明的治療（驗證）作業，都會根據如此評估的結果來進行，評估與治療總是一體的。

4）誘導下肢各關節與關節運動的變化

接下來說明如果進行了前述「3）誘導下肢各關節與評估」中所介紹的徒手誘導，各關節處會產生怎樣的關節運動變化。

① 徒手誘導與髖關節運動的變化
ⅰ）矢狀面

應用入谷式相對理論的髖關節矢狀面徒手誘導中，如果誘導大腿近端部分相對於髂骨下方部分往前方移動，或者誘導髂骨下方部分相對於大腿近端部分往後方移動，可促進站立期時的髖關節屈曲 圖4-21 a 、 圖4-21 b 。相反的，如果誘導大腿近端部分相對於髂骨下方部分往後方移動，或者誘導髂骨下方部分相對於大腿近端部分往前方移動，則可促進髖關節伸展 圖4-21 c 、 圖4-21 d 。

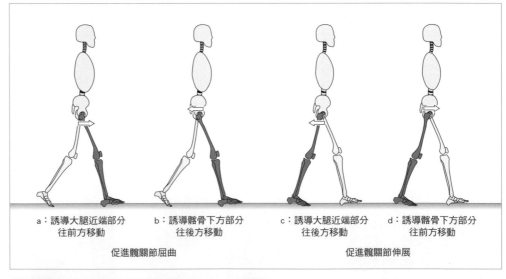

a：誘導大腿近端部分　　　b：誘導髂骨下方部分　　　c：誘導大腿近端部分　　　d：誘導髂骨下方部分
　　往前方移動　　　　　　　　往後方移動　　　　　　　　往後方移動　　　　　　　　往前方移動

促進髖關節屈曲　　　　　　　　　　　　　　促進髖關節伸展

圖4-21　徒手誘導與髖關節運動的變化（矢狀面）
a：誘導大腿近端部分相對於髂骨下方部分往前方移動，可促進髖關節屈曲。
b：誘導髂骨下方部分相對於大腿近端部分往後方移動，可促進髖關節屈曲。
c：誘導大腿近端部分相對於髂骨下方部分往後方移動，可促進髖關節伸展。
d：誘導髂骨下方部分相對於大腿近端部分往前方移動，可促進髖關節伸展。

前者的誘導促使髖關節屈曲，因此會將骨盆位置與軀幹質量中心（COM）往後方移動，減少屈曲力矩。相反的，後者的誘導則會將骨盆位置與COM往前方

移動，減少伸展力矩。藉由如此徒手誘導可當場緩和肌肉的緊繃感，或者改變骨盆姿勢、COM、足壓中心（COP）的位置，因此可讓驗證假設作業變得更具信賴度。

ii）冠狀面

應用入谷式相對理論的髖關節冠狀面徒手誘導中，如果誘導大腿近端部分相對於髂骨下方部分往外側移動，或者誘導髂骨下方部分相對於大腿近端部分往內側移動，可促進站立期時的髖關節內收 圖4-22a 、 圖4-22b 。相反的，如果誘導大腿近端部分相對於髂骨下方部分往內側移動，或者誘導髂骨下方部分相對於大腿近端部分往外側移動，則可促進髖關節外展 圖4-22c 、 圖4-22d 。

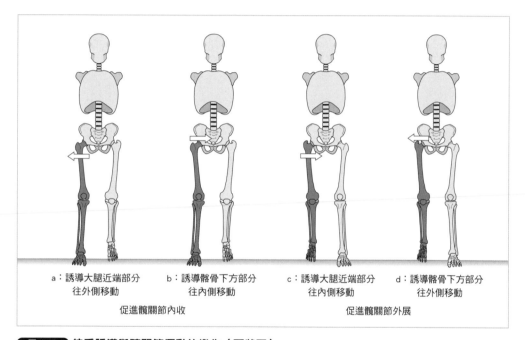

a：誘導大腿近端部分　　b：誘導髂骨下方部分　　c：誘導大腿近端部分　　d：誘導髂骨下方部分
　　往外側移動　　　　　　　往內側移動　　　　　　　往內側移動　　　　　　　往外側移動

促進髖關節內收　　　　　　　　　　　促進髖關節外展

圖4-22　徒手誘導與髖關節運動的變化（冠狀面）
a：誘導大腿近端部分相對於髂骨下方部分往外側移動，可促進髖關節內收。
b：誘導髂骨下方部分相對於大腿近端部分往內側移動，可促進髖關節內收。
c：誘導大腿近端部分相對於髂骨下方部分往內側移動，可促進髖關節外展。
d：誘導髂骨下方部分相對於大腿近端部分往外側移動，可促進髖關節外展。

前者的誘導促使髖關節內收，因此會將骨盆位置與COM往外側移動，減少內收力矩。相反的，後者的誘導則會將骨盆位置與COM往內側移動，減少外展力矩。藉由如此徒手誘導可當場緩和肌肉的緊繃感，或者改變骨盆位置、COM、COP的位置，因此可讓驗證假設作業變得更具信賴度。

② 徒手誘導與膝關節運動的變化

ⅰ）矢狀面

應用入谷式相對理論的膝關節矢狀面徒手誘導中，如果誘導小腿近端部分相對於大腿遠端部分往前方移動，或者誘導大腿遠端部分相對於小腿近端部分往後方移動，可促進站立期時的膝關節伸展 ▇4-23a、▇4-23b。相反的，如果誘導小腿近端部分相對於大腿遠端部分往後方移動，或者誘導大腿遠端部分相對於小腿近端部分往前方移動，則可促進站立期時的膝關節屈曲 ▇4-23c、▇4-23d。

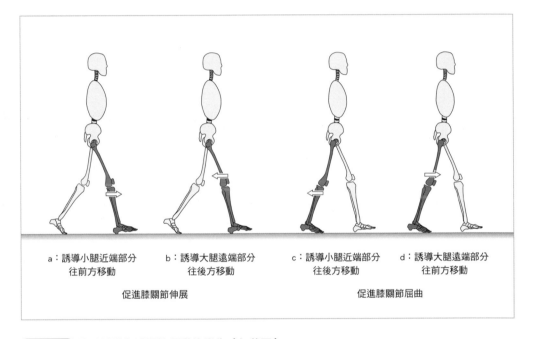

a：誘導小腿近端部分　　　b：誘導大腿遠端部分　　　c：誘導小腿近端部分　　　d：誘導大腿遠端部分
　　往前方移動　　　　　　　　往後方移動　　　　　　　　往後方移動　　　　　　　　往前方移動

　　　　　促進膝關節伸展　　　　　　　　　　　　　　　　　促進膝關節屈曲

圖4-23 徒手誘導與膝關節運動的變化（矢狀面）
a：誘導小腿近端部分相對於大腿遠端部分往前方移動，可促進膝關節伸展。
b：誘導大腿遠端部分相對於小腿近端部分往後方移動，可促進膝關節伸展。
c：誘導小腿近端部分相對於大腿遠端部分往後方移動，可促進膝關節屈曲。
d：誘導大腿遠端部分相對於小腿近端部分往前方移動，可促進膝關節屈曲。

前者的誘導促使膝關節伸展，因此會減少伸展力矩。相反的，後者的誘導則會減少屈曲力矩。藉由如此徒手誘導可當場緩和肌肉的緊繃感，或者改變膝關節姿勢、身體重心的位置，因此可讓驗證假設作業變得更具信賴度。

ii）冠狀面

應用入谷式相對理論的膝關節冠狀面徒手誘導中，如果誘導小腿近端部分相對於大腿遠端部分往外側移動，或者誘導大腿遠端部分相對於小腿近端部分往內側移動，可促進站立期時的膝關節內翻 图4-24 a 、 图4-24 b 。相反的，如果誘導小腿近端部分相對於大腿遠端部分往內側移動，或者誘導大腿遠端部分相對於小腿近端部分往外側移動，則可促進站立期時的膝關節外翻 图4-24 c 、 图4-24 d 。

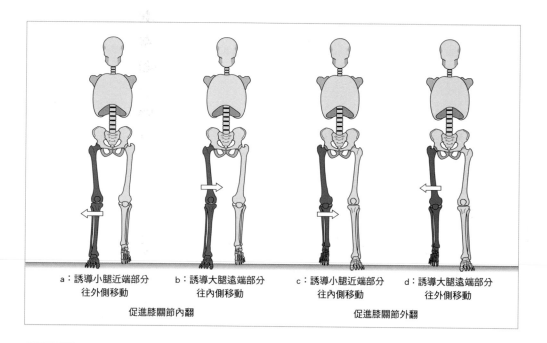

a：誘導小腿近端部分　　b：誘導大腿遠端部分　　c：誘導小腿近端部分　　d：誘導大腿遠端部分
往外側移動　　　　　　往內側移動　　　　　　往內側移動　　　　　　往外側移動

　　促進膝關節內翻　　　　　　　　　　　　促進膝關節外翻

图4-24 徒手誘導與膝關節運動的變化（冠狀面）
a：誘導小腿近端部分相對於大腿遠端部分往外側移動，可促進膝關節內翻。
b：誘導大腿遠端部分相對於小腿近端部分往內側移動，可促進膝關節內翻。
c：誘導小腿近端部分相對於大腿遠端部分往內側移動，可促進膝關節外翻。
d：誘導大腿遠端部分相對於小腿近端部分往外側移動，可促進膝關節外翻。

前者的誘導促使膝關節內翻，因此會減少內翻力矩。相反的，後者的誘導則會減少膝關節外翻力矩。藉由如此徒手誘導可當場緩和肌肉的緊繃感，或者改變膝關節姿勢、身體重心的位置，因此可讓驗證假設作業變得更具信賴度。

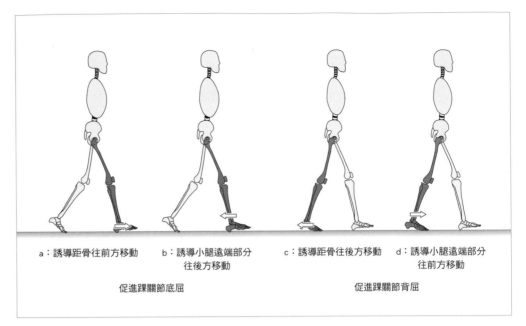

a：誘導距骨往前方移動　　b：誘導小腿遠端部分往後方移動　　c：誘導距骨往後方移動　　d：誘導小腿遠端部分往前方移動

促進踝關節底屈　　　　　　　　　　促進踝關節背屈

圖4-25 徒手誘導與踝關節運動的變化（矢狀面）

a：誘導距骨相對於小腿遠端部分往前方移動，可促進踝關節底屈。
b：誘導小腿遠端部分相對於距骨往後方移動，可促進踝關節底屈。
c：誘導距骨相對於小腿遠端部分往後方移動，可促進踝關節背屈。
d：誘導小腿遠端部分相對於距骨往前方移動，可促進踝關節背屈。

③ 徒手誘導與踝關節運動的變化

ⅰ）矢狀面

　　應用入谷式相對理論的踝關節矢狀面徒手誘導中，如果誘導距骨相對於小腿遠端部分往前方移動，或者誘導小腿遠端部分相對於距骨往後方移動，可促進站立期時的踝關節底屈 **圖4-25 a** 、 **圖4-25 b** 。相反的，如果誘導距骨部分相對於小腿遠端部分往後方移動，或者誘導小腿遠端部分相對於距骨往前方移動，則可促進站立期時的踝關節背屈 **圖4-25 c** 、 **圖4-25 d** 。

　　前者的誘導促使踝關節底屈，因此會減少底屈力矩。相反的，後者的誘導則會減少踝關節背屈力矩。藉由如此徒手誘導可當場緩和肌肉的緊繃感，或者改變踝關節姿勢、COP的位置，因此可讓驗證假設作業變得更具信賴度。

ⅱ）冠狀面

　　應用入谷式相對理論的踝關節冠狀面徒手誘導中，如果誘導距骨相對於小腿遠端部分往外側傾斜，或者誘導小腿遠端部分相對於距骨往內側移動，可促進站立期時的踝關節內翻 **圖4-26 a** 、 **圖4-26 b** 。相反的，如果誘導距骨相對於小

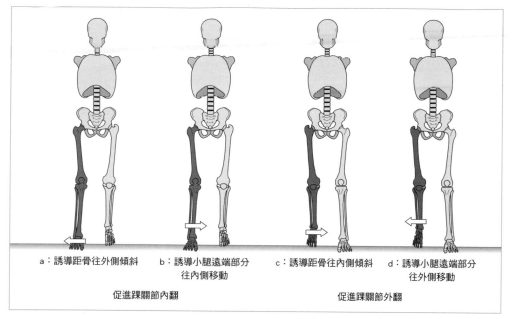

a：誘導距骨往外側傾斜　　b：誘導小腿遠端部分　　c：誘導距骨往內側傾斜　　d：誘導小腿遠端部分
　　　　　　　　　　　　　　往內側移動　　　　　　　　　　　　　　　　　　往外側移動

促進踝關節內翻　　　　　　　　　　　　　促進踝關節外翻

圖4-26　徒手誘導與踝關節運動的變化（冠狀面）
a：誘導距骨相對於小腿遠端部分往外側傾斜，可促進踝關節內翻。
b：誘導小腿遠端部分相對於距骨往內側移動，可促進踝關節內翻。
c：誘導距骨相對於小腿遠端部分往內側傾斜，可促進踝關節外翻。
d：誘導小腿遠端部分相對於距骨往外側移動，可促進踝關節外翻。

腿遠端部分往內側傾斜，或者誘導小腿遠端部分相對於距骨往外側移動，則可促進站立期時的踝關節外翻 圖4-26 c 、 圖4-26 d 。

前者的誘導促使踝關節內翻，因此會減少內翻力矩。相反的，後者的誘導則會減少踝關節外翻力矩。藉由如此徒手誘導可當場緩和肌肉的緊繃感，或者改變踝關節姿勢、COP的位置，因此可讓驗證假設作業變得更具信賴度。

4. 確立軀幹聯動模式

1）軀幹聯動模式的規律性

正如 圖4-4 所示，薦骨的活動會與軀幹聯動。筆者從臨床經驗中找出薦骨與軀幹的聯動模式，這是入谷式相對理論的基本法則其中之一。理解此聯動模式的本質或許需要點時間，不過筆者認為，等到真正理解時，通往治療的道路會盛大地展開。那麼，以下將介紹軀幹的聯動模式。

筆者在臨床探索薦骨與軀幹聯動的過程中，注意到薦骨前傾會讓站立前半期的體重往前方移動，薦骨後傾則會讓站立前半期的體重往後方移動。再者，也知道了應對薦骨活動時，腰椎、胸椎、頸椎的上方部分與下方部分會產生相對作用，整理如下：

　　薦骨前傾有誘導腰椎、胸椎、頸椎的下方部分往後的作用，以及誘導腰椎、胸椎、頸椎的上方部分往前的作用 **圖4-27 a** ，還有促使腰椎屈曲、胸椎伸展、頸椎屈曲聯動的作用。

　　另一方面薦骨後傾的作用則相反，整理如下：
　　薦骨後傾有誘導腰椎、胸椎、頸椎的下方部分往前的作用，以及誘導腰椎、胸椎、頸椎的上方部分往後的作用 **圖4-27 b** ，還有促使腰椎伸展、胸椎屈曲、頸椎伸展聯動的作用。

　　此聯動模式的規律性可應用於各種臨床實務，比方說徒手誘導頸椎時，如果誘導頸椎上方部分往前，可以誘導頸椎往屈曲方向活動，而誘導頸椎上方部分往後，則可以誘導頸椎往伸展方向活動。
　　實際臨床實務上，首先要以徒手誘導薦骨來評估、決定誘導薦骨的方向，再施行腰椎、胸椎、頸椎的徒手誘導。

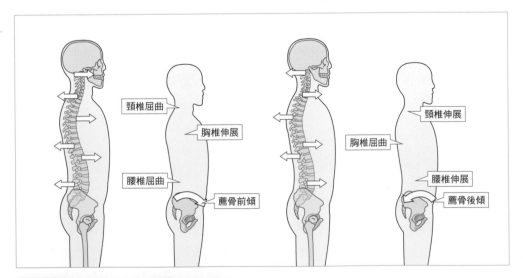

圖4-27 **矢狀面上薦骨與軀幹的聯動模式**
a：薦骨前傾有誘導腰椎、胸椎、頸椎的下方部分往後的作用，以及誘導腰椎、胸椎、頸椎的上方部分往前的作用，還有促使腰椎屈曲、胸椎伸展、頸椎屈曲聯動的作用。
b：薦骨後傾有誘導腰椎、胸椎、頸椎的下方部分往前的作用，以及誘導腰椎、胸椎、頸椎的上方部分往後的作用，還有促使腰椎伸展、胸椎屈曲、頸椎伸展聯動的作用。

2）誘導軀幹各關節與評估

前面說明過了軀幹的聯動模式，而筆者會施行徒手誘導，來評估在該聯動模式中，誘導軀幹哪個部位能獲得良好的活動。以下介紹臨床上方便使用的徒手誘導評估方法，請實際嘗試看看。

① 薦骨前傾類型

筆者將伴隨薦骨前傾的軀幹聯動模式稱為「薦骨前傾類型」。徒手誘導評估中誘導薦骨前傾活動良好的情況下，要評估根據本聯動模式的腰椎、胸椎、頸椎誘導方向。如前所述，在矢狀面上薦骨前傾會誘導腰椎、胸椎、頸椎的下方部分往後移動，以及誘導腰椎、胸椎、頸椎的上方部分往前移動，不過誘導時要腰椎、胸椎、頸椎各自分開、徒手進行，再從這些誘導中確認哪項誘導能獲得良好的活動。

具體方法方面，筆者在臨床上施行的是徒手誘導中「以步態評估的方法」，以及「以肌肉收縮評估的方法」，以下將分成腰椎、胸椎、頸椎部分來說明。

ⅰ）腰椎
【以步態評估的方法】

如 圖4-28 所示，以腰椎下方部分為支點徒手誘導腰椎上方部分往前方移動，或者以腰椎上方部分為支點徒手誘導腰椎下方部分往後方移動，再讓患者走路。觀察此時的步態，判斷哪種誘導下重心移動順暢，軀幹列位偏移少，姿勢肌肉張力往適當的方向變化。

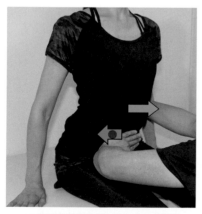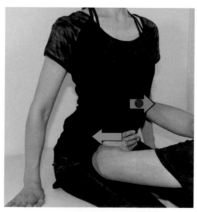

● 固定處
⬅ 誘導方向

a：徒手誘導腰椎上方部分往前方移動　　b：徒手誘導腰椎下方部分往後方移動

圖4-28 **徒手誘導腰椎屈曲（以步態評估的方法）**
a：以腰椎下方部分為支點，徒手誘導腰椎上方部分往前方移動，之後讓患者走路。
b：以腰椎上方部分為支點，徒手誘導腰椎下方部分往後方移動，之後讓患者走路。
實際施行方法已製成影片，歡迎掃描上記QR碼參閱。

【以肌肉收縮評估的方法】

以肌肉收縮評估時，會像 **圖4-29** 一般進行觸診，從上方部分往下觸診到下方部分稱為「往下操作」，從下方部分往上觸診到上方部分稱為「往上操作」。

伴隨薦骨前傾的軀幹聯動模式為腰椎屈曲、胸椎伸展、頸椎屈曲，因此在腰椎處是利用屈曲的肌肉收縮來評估。施行腰椎的往下操作或往上操作，觀察腰椎是否能輕鬆進行屈曲運動、以及運動是否順暢，再評估哪個操作結果良好。

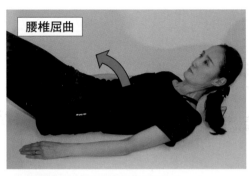

腰椎屈曲

← 收縮方向
← 誘導方向

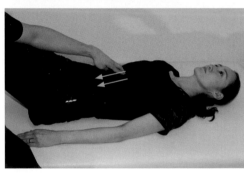

a：往下操作

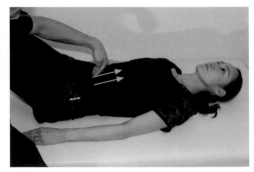

b：往上操作

圖4-29 **徒手誘導腰椎屈曲（以肌肉收縮評估的方法）**
a：從上方部分往下觸診到下方部分稱為往下操作。注意此時刺激是從皮膚上滑過的程度就好，別讓肌肉產生張力。
b：從下方部分往上觸診到上方部分稱為往上操作。
實際施行方法已製成影片，歡迎掃描上記QR碼參閱。

接著希望各位心裡要知道，最重要的是以步態評估的方法誘導腰椎上方部分往前方移動，結果會與以肌肉收縮評估的下方操作一致（以步態評估的方法誘導腰椎下方部分往後方移動，結果會與以肌肉收縮評估的上方操作一致）。

4

入谷式相對理論

ii）胸椎

【以步態評估的方法】

如 **圖4-30** 所示，以胸椎下方部分為支點徒手誘導胸椎上方部分往前方移動，或者以胸椎上方部分為支點徒手誘導胸椎下方部分往後方移動，再讓患者走路。觀察此時的步態，判斷哪種誘導下<u>重心移動順暢，軀幹列位偏移少，姿勢肌肉張力往適當的方向變化</u>。

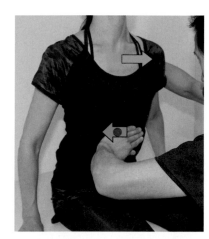
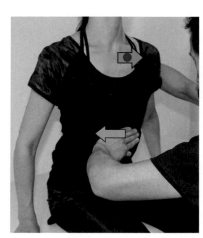

a：徒手誘導胸椎上方部分往前方移動 　　　b：徒手誘導胸椎下方部分往後方移動

● 固定處

◀ 誘導方向

圖4-30 **徒手誘導胸椎伸展（以步態評估的方法）**

a：以胸椎下方部分為支點，徒手誘導胸椎上方部分往前方移動，之後讓患者走路。
b：以胸椎上方部分為支點，徒手誘導胸椎下方部分往後方移動，之後讓患者走路。
實際施行方法已製成影片，歡迎掃描上記QR碼參閱。

【以肌肉收縮評估的方法】

　　以肌肉收縮評估時，會像 圖4-31 一般進行觸診。伴隨薦骨前傾的軀幹聯動模式為腰椎屈曲、胸椎伸展、頸椎屈曲，因此在胸椎處是利用伸展的肌肉收縮來評估。施行胸椎的往下操作或往上操作，觀察胸椎是否能輕鬆進行伸展運動、以及運動是否順暢，再評估哪個操作結果良好。

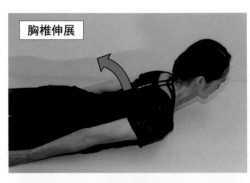

胸椎伸展

收縮方向
誘導方向

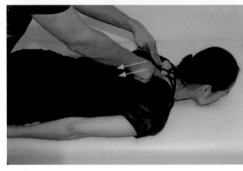
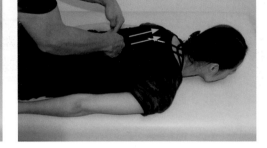

a：往下操作　　　　　　　　　　　b：往上操作

圖4-31 **徒手誘導胸椎伸展（以肌肉收縮評估的方法）**
a：從上方部分往下觸診到下方部分稱為往下操作。
b：從下方部分往上觸診到上方部分稱為往上操作。
實際施行方法已製成影片，歡迎掃描上記QR碼參閱。

　　接著，最重要的是以步態評估的方法誘導胸椎上方部分往前方移動，結果會與以肌肉收縮評估的下方操作一致，以步態評估的方法誘導胸椎下方部分往後方移動，結果則會與以肌肉收縮評估的上方操作一致。

4

入谷式相對理論

iii) 頸椎

【以步態評估的方法】

如 圖4-32 所示，以頸椎下方部分為支點徒手誘導頸椎上方部分往前方移動，或者以頸椎上方部分為支點徒手誘導頸椎下方部分往後方移動，再讓患者走路。觀察此時的步態，判斷哪種誘導下重心移動順暢，軀幹列位偏移少，姿勢肌肉張力往適當的方向變化。

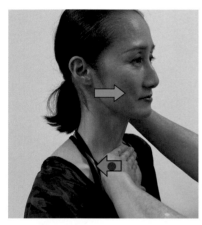

a：徒手誘導頸椎上方部分往前方移動

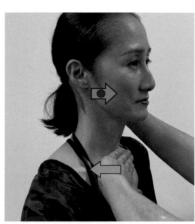

b：徒手誘導頸椎下方部分往後方移動

● 固定處

⬅ 誘導方向

圖4-32 **徒手誘導頸椎屈曲（以步態評估的方法）**

a：以頸椎下方部分為支點，徒手誘導頸椎上方部分往前方移動，之後讓患者走路。
b：以頸椎上方部分為支點，徒手誘導頸椎下方部分往後方移動，之後讓患者走路。
實際施行方法已製成影片，歡迎掃描上記QR碼參閱。

【以肌肉收縮評估的方法】

　　以肌肉收縮評估時，會像 圖4-33 一般進行觸診。伴隨薦骨前傾的軀幹聯動模式為腰椎屈曲、胸椎伸展、頸椎屈曲，因此在頸椎處是利用屈曲的肌肉收縮來評估。施行頸椎的往下操作或往上操作，觀察頸椎是否能輕鬆進行屈曲運動、以及運動是否順暢，再評估哪個操作結果良好。

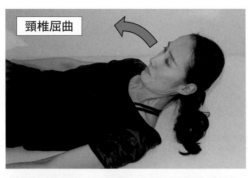

收縮方向

誘導方向

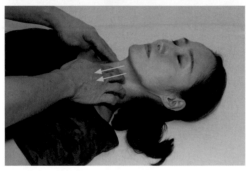

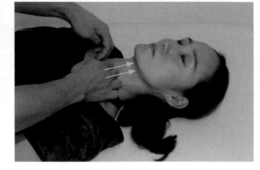

a：往下操作　　　　　　　　　　　　　　　　　b：往上操作

圖4-33　徒手誘導頸椎屈曲（以肌肉收縮評估的方法）
a：從上方部分往下觸診到下方部分稱為往下操作。
b：從下方部分往上觸診到上方部分稱為往上操作。
實際施行方法已製成影片，歡迎掃描上記QR碼參閱。

　　接著，最重要的是以步態評估的方法誘導頸椎上方部分往前方移動，結果會與以肌肉收縮評估的下方操作一致，以步態評估的方法誘導頸椎下方部分往後方移動，結果則會與以肌肉收縮評估的上方操作一致。

② 薦骨後傾類型

筆者將伴隨薦骨後傾的軀幹聯動模式稱為「薦骨後傾類型」。徒手誘導評估中誘導薦骨後傾活動良好的情況下，要評估根據本聯動模式的腰椎、胸椎、頸椎誘導方向（請參照 **圖4-27** 在矢狀面上薦骨後傾會誘導腰椎、胸椎、頸椎的上方部分往後移動，以及誘導腰椎、胸椎、頸椎的下方部分往前移動，不過誘導時要腰椎、胸椎、頸椎各自分開、徒手進行，再從這些誘導中確認哪項誘導能獲得良好的活動。

具體方法方面，以下會將筆者在臨床上施行的兩種方法分成腰椎、胸椎、頸椎部分來說明。

ⅰ）腰椎

【以步態評估的方法】

如 **圖4-34** 所示，以腰椎下方部分為支點徒手誘導腰椎上方部分往後方移動，或者以腰椎上方部分為支點徒手誘導腰椎下方部分往前方移動，再讓患者走路。觀察此時的步態，判斷哪種誘導下<u>重心移動順暢，軀幹列位偏移少，姿勢肌肉張力往適當的方向變化。</u>

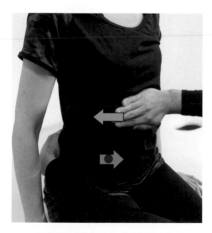
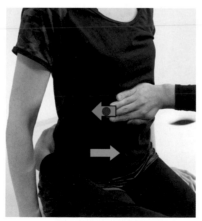

● 固定處
← 誘導方向

a：徒手誘導腰椎上方部分往後方移動　　b：徒手誘導腰椎下方部分往前方移動

圖4-34 **徒手誘導腰椎伸展（以步態評估的方法）**
a：以腰椎下方部分為支點，徒手誘導腰椎上方部分往後方移動，之後讓患者走路。
b：以腰椎上方部分為支點，徒手誘導腰椎下方部分往前方移動，之後讓患者走路。
實際施行方法已製成影片，歡迎掃描上記QR碼參閱。

【以肌肉收縮評估的方法】

以肌肉收縮評估時，會像 圖4-35 一般進行觸診。伴隨薦骨後傾的軀幹聯動模式為腰椎伸展、胸椎屈曲、頸椎伸展，因此在腰椎處是利用伸展的肌肉收縮來評估。施行腰椎的往下操作或往上操作，觀察腰椎是否能輕鬆進行伸展運動、以及運動是否順暢，再評估哪個操作結果良好。

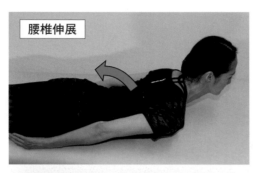

收縮方向
誘導方向

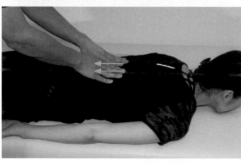
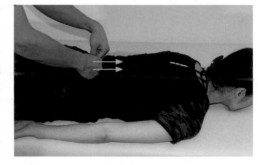

a：往下操作　　　　　　　　　　　b：往上操作

圖4-35　徒手誘導腰椎伸展（以肌肉收縮評估的方法）
a：從上方部分往下觸診到下方部分稱為往下操作。
b：從下方部分往上觸診到上方部分稱為往上操作。
實際施行方法已製成影片，歡迎掃描上記QR碼參閱。

接著，最重要的是以步態評估的方法誘導腰椎上方部分往後方移動，結果會與以肌肉收縮評估的下方操作一致，以步態評估的方法誘導腰椎下方部分往前方移動，結果則會與以肌肉收縮評估的上方操作一致。

ii）胸椎

【以步態評估的方法】

如 圖4-36 所示，以胸椎下方部分為支點徒手誘導胸椎上方部分往後方移動，或者以胸椎上方部分為支點徒手誘導胸椎下方部分往前方移動，再讓患者走路。觀察此時的步態，判斷哪種誘導下重心移動順暢，軀幹列位偏移少，姿勢肌肉張力往適當的方向變化。

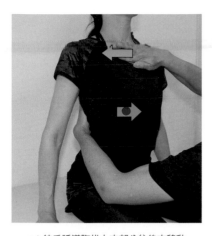
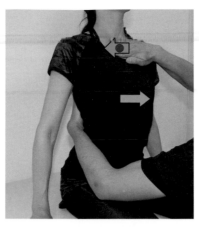

● 固定處

← 誘導方向

圖4-36 徒手誘導胸椎屈曲（以步態評估的方法）

a：以胸椎下方部分為支點，徒手誘導胸椎上方部分往後方移動，之後讓患者走路。
b：以胸椎上方部分為支點，徒手誘導胸椎下方部分往前方移動，之後讓患者走路。
實際施行方法已製成影片，歡迎掃描上記QR碼參閱。

a：徒手誘導胸椎上方部分往後方移動
b：徒手誘導胸椎下方部分往前方移動

【以肌肉收縮評估的方法】

以肌肉收縮評估時，會像 **圖4-37** 一般進行觸診。伴隨薦骨後傾的軀幹聯動模式為腰椎伸展、胸椎屈曲、頸椎伸展，因此在胸椎處是利用屈曲的肌肉收縮來評估。施行胸椎的往下操作或往上操作，觀察胸椎是否能輕鬆進行屈曲運動、以及運動是否順暢，再評估哪個操作結果良好。

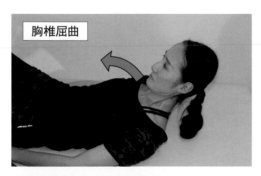

胸椎屈曲

← 收縮方向
← 誘導方向

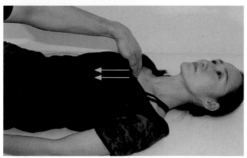
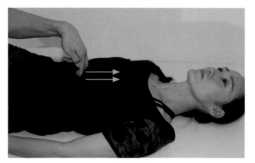

a：往下操作
b：往上操作

圖4-37 徒手誘導胸椎屈曲（以肌肉收縮評估的方法）

a：從上方部分往下觸診到下方部分稱為往下操作。
b：從下方部分往上觸診到上方部分稱為往上操作。
實際施行方法已製成影片，歡迎掃描上記QR碼參閱。

接著，最重要的是以步態評估的方法誘導胸椎上方部分往後方移動，結果會與以肌肉收縮評估的下方操作一致，以步態評估的方法誘導胸椎下方部分往前方移動，結果則會與以肌肉收縮評估的上方操作一致。

iii）頸椎

【以步態評估的方法】

如 圖4-38 所示，以頸椎下方部分為支點徒手誘導頸椎上方部分往後方移動，或者以頸椎上方部分為支點徒手誘導頸椎下方部分往前方移動，再讓患者走路。觀察此時的步態，判斷哪種誘導下重心移動順暢，軀幹列位偏移少，姿勢肌肉張力往適當的方向變化。

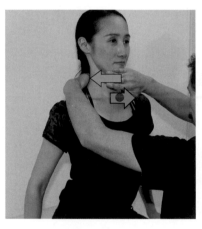 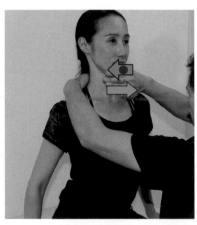

a：徒手誘導頸椎上方部分往後方移動　　　　b：徒手誘導頸椎下方部分往前方移動

● 固定處

⬅ 誘導方向

圖4-38 **徒手誘導頸椎伸展（以步態評估的方法）**
a：以頸椎下方部分為支點，徒手誘導頸椎上方部分往後方移動，之後讓患者走路。
b：以頸椎上方部分為支點，徒手誘導頸椎下方部分往前方移動，之後讓患者走路。
實際施行方法已製成影片，歡迎掃描上記QR碼參閱。

入谷式相對理論

【以肌肉收縮評估的方法】

以肌肉收縮評估時，會像 圖4-39 一般進行觸診。伴隨薦骨後傾的軀幹聯動模式為腰椎伸展、胸椎屈曲、頸椎伸展，因此在頸椎處是利用伸展的肌肉收縮來評估。施行頸椎的往下操作或往上操作，觀察頸椎是否能輕鬆進行伸展運動、以及運動是否順暢，再評估哪個操作結果良好。

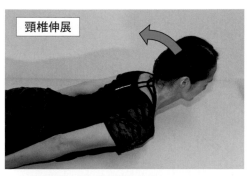

← 收縮方向
← 誘導方向

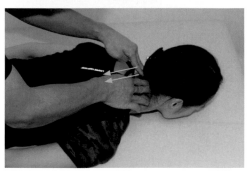 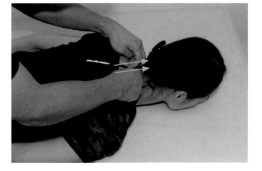

a：往下操作　　　　　　　　　　　b：往上操作

圖4-39 徒手誘導頸椎伸展（以肌肉收縮評估的方法）
a：從上方部分往下觸診到下方部分稱為往下操作。
b：從下方部分往上觸診到上方部分稱為往上操作。
實際施行方法已製成影片，歡迎掃描上記QR碼參閱。

接著，最重要的是以步態評估的方法誘導頸椎上方部分往後方移動，結果會與以肌肉收縮評估的下方操作一致，以步態評估的方法誘導頸椎下方部分往前方移動，結果則會與以肌肉收縮評估的上方操作一致。

5. 總結

　　本章介紹了入谷式相對理論的概念，以及根據誘導骨盆評估為基礎如何應用在下肢、軀幹的方法等等。試著運用入谷式相對理論的概念執行臨床實務時，會遭遇很多困難吧。然而等到真正理解本理論時，便能掌握什麼是更有效率的運動、什麼是力學負荷少的運動。

　　筆者認為接下來能預見會往各種方向擴展進步。實際上，筆者的臨床實務也因為應用了入谷式相對理論，使得臨床的成就擴展到了前無古人的境地，比方說應用此理論讓患者進行肌肉收縮的運動時，發揮了與以往進行的肌力強化完全不同的成效。此外，貼紮也並非單純拿來限制動作，反而能產生誘導活動的方法。不用說，筆者拿手絕活的腳底板也因為這個理論，大幅擴展了臨床成就，甚至進化成了控制軀幹的手段。

　　不囿於此理論，藉由學習讓關節活動及身體動作更有效率的概念，深切希望本書的讀者們能從侷限在局部的治療概念中，成長為擴展視野、放眼整體的治療師。

參考文獻

1）入谷誠：入谷式足底板セミナー－上級編－資料．身体運動学的アプローチ研究会後援，2014.
2）入谷誠：筋・腱付着部損傷の治療-インソール-．Orthopaedics 27：65-70，2014.
3）財前知典，他：インソールのバイオメカニクス．臨床スポーツ医学33(1)：12-17，2006.
4）入谷誠：生活を支えるインソールの工夫．理学療法学41(8)：505～510，2014.
5）Kapandji IA：カパンディ関節の生理学II下肢．荻島秀男（監訳），医歯薬出版，東京，1986.
6）Neumann DA：筋骨格系のキネシオロジー．嶋田智明，他（監訳），医歯薬出版，東京，2013.

第5章
治療：
入谷式腳底板療法

入谷 誠
園部 俊晴

筆者幾乎對所有的病例都會製作腳底板，入谷式腳底板是入谷式治療的核心手技。本章將介紹入谷式腳底板，希望更多的醫療人士理解此概念並加以應用。

1. 所謂入谷式腳底板

　　入谷式腳底板不同於舊有配合腳型的腳底板療法，是利用從足部控制姿勢或動作的概念製作而成的。接下來說明、統整入谷式腳底板最根本的思路。

　　所謂入谷式腳底板，就是從腳部讓身體的姿勢或動作產生改變，藉此減輕身體各關節的力學負荷、誘導身體活動更有效率的物體。

　　換句話說，筆者認為，入谷式腳底板並非停留在單純的對症治療範疇，而是找出並改善症狀的根本原因，貫徹物理治療本質的手技之一。下面是為了盡可能讓各位輕鬆認識入谷式腳底板而製作的簡單影片（掃描QR碼或輸入網址即可觀看），希望各位能藉此理解入谷式腳底板的概要及製作流程。

https://youtu.be/MmDV5Uh9P_s

2. 製作入谷式腳底板時的特點

　　看過上述影片也可知道，入谷式腳底板的製作過程或方法與以往的腳底板療法完全不同。入谷式腳底板並非採取腳型後貼上既有的鞋墊，其特點是從病例的身體機能來觀察，製作能誘導出更有效率活動身體的物品。

　　入谷式腳底板製作過程或方法的特點可舉出以下3點　**圖5-1**　。

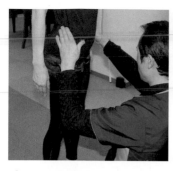
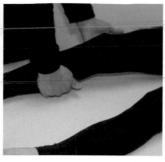
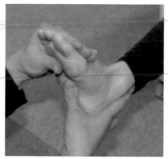

1 藉由各種詳細的評估，確實掌握患者的狀態。

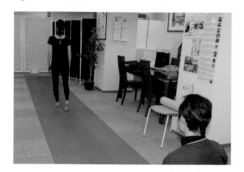

2 透過動作分析，明確找出障礙的原因。

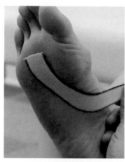

3 進行足部的詳細評估，決定腳底板的形狀。
（與採取腳型製作是完全不同的）

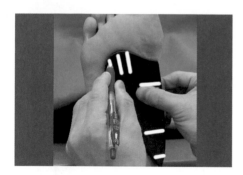

4 採取腳型。

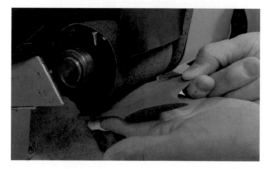

5 研磨腳底板。

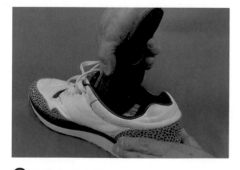

6 將腳底板放入鞋子。

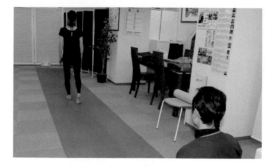

7 最後一邊觀察動作一邊進行微調。

圖5-1 **入谷式腳底板製作流程**
① 使用貼紮或墊子，決定足部各關節姿勢及高度後再製作。
② 會以步行動作為主，確認各種動作後再製作腳底板及進行製作後的細微調整。
③ 由於目的在控制全身的動作，雙腳都製作腳底板是基本。

2. 製作入谷式腳底板時的特點 | **111**

治療：入谷式腳底板療法

5

① 使用貼紮或墊子進行評估（用於製作腳底板的直接評估），決定足部各關節姿勢及高度後再製作。

② 以步行動作為主，確認各種動作後再製作腳底板及進行製作後的細微調整。

③ 由於目的在控制全身的動作，雙腳都製作腳底板是基本。

3. 入谷式腳底板的臨床應用

入谷式腳底板的目的在於從腳部誘導身體的姿勢或動作，因此可在臨床上廣泛應用。接下來介紹如何在臨床上應用入谷式腳底板：

1）針對障礙的臨床應用

入谷式腳底板藉由誘導身體的姿勢或動作，可從腳部減輕障礙部分的力學負荷，因此可應用作為針對障礙的治療手技。

2）利用動力鏈的臨床應用

入谷式腳底板應用聯動模式（請參閱第4章「入谷式相對理論」P.74），可從腳部控制身體各關節，因此可某種程度地調控足部以外的身體各部位姿勢、關節運動、關節力矩等等，也就能應用在膝關節、髖關節甚至軀幹等的障礙上。

3）針對姿勢控制的臨床應用

入谷式腳底板的基本是雙腳都會製作，因此可從雙腳控制軀幹質量中心（COM）、足壓中心（COP）、地面反作用力向量等等。如此一來，便能更有效率地調控靜態及動態的姿勢。

4）為了發揮足部機能的臨床應用

腳底板療法一般是直接作用於腳上，因此可校正足部型態，更有效率地發揮足部機能，所以大多使用於足部疾病（扁平足、拇趾外翻、鎚狀趾等等）。除此之外，入谷式腳底板會藉由後面介紹的直接評估法詳細地決定要如何誘導足部的每個關節，所以改善足部型態也有助於改善身體動作。

5）為了改善各種運動機能的臨床應用

入谷式腳底板不僅能治療障礙，還能應用在各種動機能，因此也能應用於改善麻痺步態或體育動作等方面。尤其在體育範疇，隨著競技或位置不同，會有其特殊的運動特性，入谷式腳底板也能應對各自的運動特性誘導姿勢或動作，所以為了提升體育表現來找筆者的選手也很多。

6）補足鞋子的臨床應用

以往的腳底板療法是採取腳型來製作，放腳底板的鞋子本身也大多是選定好的。而該鞋子的構造會使得腳底板療法產生差錯，從觀察身體姿勢或動作的觀點來看，便能理解鞋子的構造也會影響姿勢或動作。製作入谷式腳底板時，會一同掌握鞋子的特徵及缺點如何影響身體的姿勢或動作，且進行修正，所以基本上不管穿哪種鞋子都能製作（偏癱的輔具等也能應對）。

4. 用於製作入谷式腳底板的直接評估

入谷式腳底板絕對會在評估誘導踝部各關節往哪個方向、誘導程度多少才能誘導身體活動之後再製作，具體來說，會使用貼紮或墊子評估每個患者或選手的情況，以決定足部各關節姿勢及腳底板各部位的厚度。而決定腳底板形狀的評估法，便稱為「用於製作入谷式腳底板的直接評估（以下稱為直接評估）」（圖5-2）。

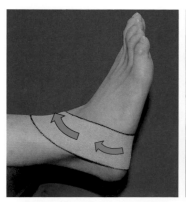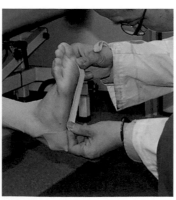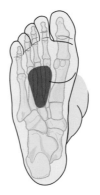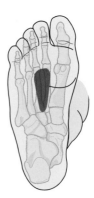

圖5-2 用於製作入谷式腳底板的直接評估
使用貼紮或墊子進行決定腳底板形狀的評估，絕對會在確認標的身體姿勢或動作產生變化後才進入製作鞋墊的工序。

製作入谷式腳底板時會進行直接評估，確認標的身體姿勢或動作產生變化後，才進入製作腳底板的工序。接著會根據此工序的結果決定腳底板的形狀並製作，所以完全不同於既有的腳底板療法，這也可說是入谷式腳底板最大的特點。

接下來介紹筆者實際施行的利用貼紮的評估、利用墊子的評估具體方法。希望各位能確實掌握各項評估的正確方法及臨床上的意義，並使用在臨床實務上。

1）使用足部貼紮的評估

足部可分為後足部、中足部、前足部，其中具有可動性的則是後足部與前足部。因此評估後足部與前足部時會使用貼紮誘導各關節，藉此評估其變化，便能決定適當的關節姿勢。以下介紹筆者施行的順序及其方法：

① 誘導距下關節

筆者從臨床經驗中，發現了誘導距下關節與誘導薦骨的關係密切，具體來說，距下關節與誘導薦骨的關係如下：

【距下關節與誘導薦骨的關係】
誘導薦骨前傾　→　誘導距下關節旋後
誘導薦骨後傾　→　誘導距下關節旋前

如此一來，在第4章「薦骨部分的誘導與評估」時如果誘導薦骨前傾結果良好，會施行誘導距下關節旋後；如果誘導薦骨後傾結果良好，則會施行誘導距下關節旋前。

具體誘導方法方面，誘導距下關節旋後時，會維持跟骨旋後位且踝關節中間位，從腳跟後外側繞過內髁下方，往小腿前內側方向不施加張力貼紮，螺旋狀地捲上去 █圖5-3█ 。

誘導距下關節旋前時，會維持跟骨旋前位且踝關節中間位，從腳跟後內側繞過骰骨下端，往小腿前內側方向不施加張力貼紮，螺旋狀地捲上去 █圖5-4█ 。
※ 詳情請參閱文獻1）《入谷式腳底板（基礎篇）》，其中也提到了各關節的機能解剖學，是非常值得參考的一本。

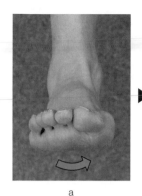
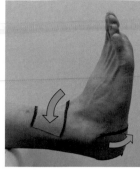
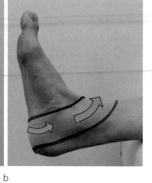
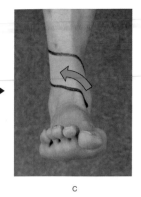

a   b   c

圖5-3 貼紮誘導距下關節旋後

a：維持跟骨輕度旋後位且踝關節中間位。
b：從腳跟後外側繞過內髁下方，往小腿前內側方向不施加張力貼紮，螺旋狀地捲上去。
c：跨過踝關節前方後，方向變成接近水平。

◄ 維持的方向
◄ 纏繞膠帶的方向

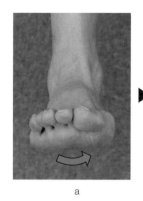
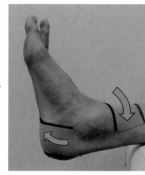
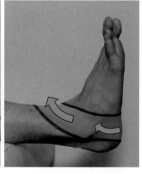
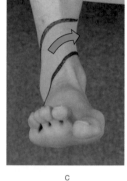

a   b   c

圖5-4 貼紮誘導距下關節旋前

a：維持跟骨輕度旋前位且踝關節中間位。
b：從腳跟後外側繞過骰骨下端，往小腿前內側方向不施加張力貼紮，螺旋狀地捲上去。
c：跨過踝關節前方後，方向變成接近水平。
實際施行方法已製成影片，歡迎掃描右側QR碼參閱。

◄ 維持的方向
◄ 纏繞膠帶的方向

誘導距下關節時，重點放在觀察觸地期到站立中期（MSt）前半為止的身體動作與足部列位變化，尤其是以此時期身體的轉動 ◖圖5-5a◗ 、體重的側邊移動 ◖圖5-5b◗ 及前後移動 ◖圖5-5c◗ 、後足部列位 ◖圖5-5d◗ 為中心掌握情況很重要。實際施行誘導距下關節之後，要觀察患者的步態，藉由步態分析來判斷該誘導能否使重心移動順暢、軀幹列位偏移少、姿勢肌肉張力往適當的方向變化。

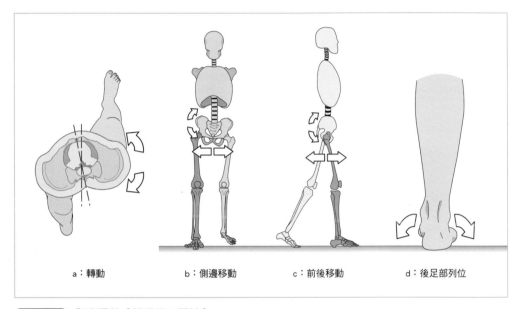

a：轉動　　　　b：側邊移動　　　　c：前後移動　　　　d：後足部列位

◖圖5-5◗ 　觀察重點（誘導距下關節）

a～d：誘導距下關節時，重點放在觀察觸地期到站立中期前半為止的身體動作與足部列位變化。

② 誘導拇趾的蹠蹠關節

　　筆者從臨床經驗中，發現了誘導拇趾的蹠蹠關節與誘導骼骨的關係密切，具體來說，拇趾的蹠蹠關節與誘導骼骨的關係如下：

【拇趾的蹠蹠關節與誘導骼骨的關係】

誘導骼骨前傾　→　誘導拇趾的蹠蹠關節底屈

誘導骼骨後傾　→　誘導拇趾的蹠蹠關節背屈

　　如此一來，在第4章骼骨部分的誘導與評估時，如果誘導骼骨前傾結果良好，會施行誘導拇趾的蹠蹠關節底屈；如果誘導骼骨後傾結果良好，則會施行誘導拇趾的蹠蹠關節背屈。

具體誘導方法方面，誘導拇趾的蹠蹠關節底屈時，會維持踝關節輕度底屈且伸展腳趾，從腳底拇趾根部的第1蹠骨頭遠端，往第5蹠骨底方向一邊稍微施加張力一邊貼紮 圖5-6 。誘導拇趾的蹠蹠關節背屈時，會維持踝關節輕度背屈且屈曲腳趾，從腳背拇趾根部的第1蹠骨頭遠端，往第5蹠骨底方向一邊稍微施加張力一邊貼紮 圖5-7 。

※ 詳情請參閱文獻1）《入谷式腳底板（基礎篇）》。

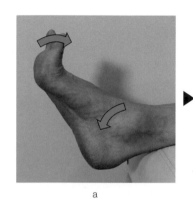 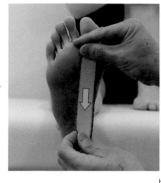 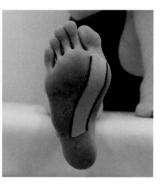

a　　　　　　　　　　　　　　b

圖5-6　貼紮誘導拇趾的蹠蹠關節底屈

a：維持踝關節輕度底屈且伸展腳趾。
b：從腳底拇趾根部的第1蹠骨頭遠端，往第5蹠骨底方向一邊稍微施加張力一邊貼紮。

← 維持的方向

← 纏繞膠帶的方向

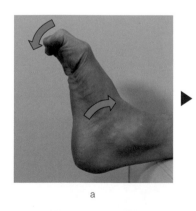 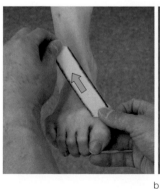 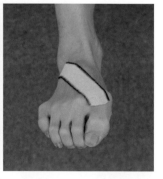

a　　　　　　　　　　　　　　b

圖5-7　貼紮誘導拇趾的蹠蹠關節背屈

a：維持踝關節輕度背屈且屈曲腳趾。
b：從腳背拇趾根部的第1蹠骨頭遠端，往第5蹠骨底方向一邊稍微施加張力一邊貼紮。
實際施行方法已製成影片，歡迎掃描右側QR碼參閱。

誘導拇趾的蹠趾關節時，重點放在觀察站立中期後半期到推進期的身體動作與足部列位變化，尤其是以此時期身體的轉動 圖5-8 a、體重的前後移動 圖5-8 b、前足部列位 圖5-8 c 為中心掌握情況很重要。實際施行誘導拇趾的蹠趾關節之後，要觀察患者的步態，藉由步態分析來判斷該誘導能否使重心移動順暢、軀幹列位偏移少、姿勢肌肉張力往適當的方向變化。

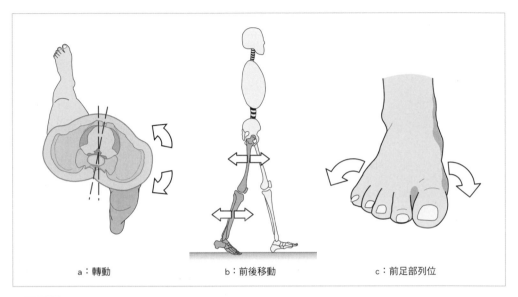

a：轉動	b：前後移動	c：前足部列位

圖5-8　觀察重點（誘導拇趾的蹠趾關節）
a～c：誘導拇趾的蹠趾關節時，重點放在觀察站立中期到推進期的身體動作與足部列位變化。

③ 誘導小趾蹠趾關節外翻

　　誘導小趾蹠趾關節外翻時，會像 圖5-9 一樣讓腳底踩在地面，在維持膝關節輕度外翻的狀態下，從腳背的第5蹠骨頭遠端，往腳背內縱弓的舟狀骨後內側一邊稍微施加張力一邊貼紮。

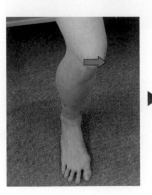
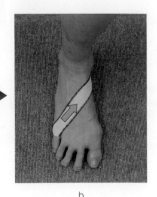

圖5-9　貼紮誘導 小趾蹠趾關節外翻
a：讓腳底踩在地面，維持膝關節輕度外翻的狀態。
b：從腳背的第5蹠骨頭遠端，往內縱弓的舟狀骨後內側一邊稍微施加張力一邊貼紮。
實際施行方法已製成影片，歡迎掃描上記QR碼參閱。

a
b

誘導小趾跗蹠關節外翻與站立中期時體重往側邊移動有關。通常觸地期時體重會往外側移動，站立中期開始往內側移動。如果誘導小趾跗蹠關節外翻，會提早站立中期的體重移動（從外側移往內側）。如果因為誘導小趾跗蹠關節外翻使得體重太早往內側轉移，腳部便無法充分乘載體重。相對的，如果體重太晚轉移，在站立中期已偏外側的體重延遲往內側轉移，便會增加外側的不穩定。由此可知，要對兩側各自施行誘導單側外翻，再選擇是否要誘導。

④ 誘導矯正內側楔骨

誘導矯正內側楔骨時，會如 **圖5-10** 一般，從腳底的第3蹠骨頭遠端，往腳背內側楔骨方向像要抬起內側楔骨般貼紮。

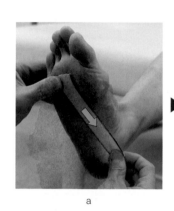 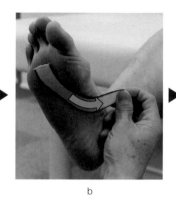 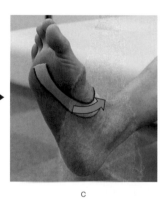

a   b   c

圖5-10 **貼紮誘導矯正內側楔骨**

a：從腳底的第3蹠骨頭遠端當起點。
b：往第1蹠骨基部方向彎曲膠帶。
c：往腳背內側楔骨方向像要抬起內側楔骨般貼紮。
實際施行方法已製成影片，歡迎掃描右側QR碼參閱。

誘導矯正內側楔骨與站立中期時體重往側邊移動有關。通常走路時站立中期起COP會順暢地往前內側方向移動，然而如果是往內側移動或往前方移動受限的病例，會因為誘導矯正內側楔骨加大了限制。

由此可知，首先要同時誘導矯正兩側的內側楔骨，再各自對單側施行，選擇是否要誘導。此時要誘導的記為＋號，不誘導的記為－號，最好心理先記得大多數為＋號再進行評估。

2）使用墊子的評估

使用貼紮方式評估誘導完拇趾的跗蹠關節、小趾的跗蹠關節、內側楔骨之後，接著換使用墊子，進行誘導髁部、後足部、食趾～無名趾跗蹠關節背屈（橫弓蹠骨位置）。

① 誘導髁部

誘導髁部分為誘導抬高外髁以及誘導抬高內髁。誘導踝部作用方面，誘導抬高外髁可抑制觸地時的COP及COM往側邊晃動，促使此時期的體重往前方移動；誘導抬高內髁則會誘導觸地時的COP及COM往側邊移動。

根據筆者的臨床經驗，「誘導距下關節的評估」中選擇誘導旋前時，誘導抬高內髁無法獲得良好的活動，所以誘導旋前時只會抬高外髁。如果是誘導距下關節旋後，誘導抬高外髁與誘導抬高內髁兩者都有可能獲得良好的活動，因此有必要從評估中選擇結果良好的一方。

誘導抬高外髁時會如 **圖5-11 a** 一般，將軟墊抵住外髁下側，再用25 mm寬的貼布像要抬起外髁般固定。貼的重點：前側的貼布要往上抬高，後側的貼布則稍微抬高略高於水平。

誘導抬高內髁時會如 **圖5-11 b** 一般，將軟墊抵住內髁下側，像要抬起內髁般固定。貼的重點同上。

平常的步態中，觸地期到站立中期前半為止COP會往外側移動。如果誘導抬高外髁，會減少內髁與外髁的高低差、減少旋後、增加旋前，因此這時期的足部外側負重會受到限制。以觸地期後足部呈現過度旋前的病例來說，會因為誘導抬高外髁，妨礙了COP到站立中期為止的順暢移動。另一方面，如果誘導抬高內髁，則會給予相反的影響。

根據前述可知，首先要同時誘導抬高兩側外髁，之後單側再各自誘導抬高內髁，看是要選擇誘導抬高外髁或是抬高內髁。大多數情況會選擇抬高外髁，如果出現選擇抬高內髁，希望治療師再次確認。

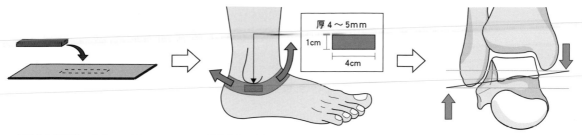

在彈力宜拉膠帶3號（10cm長）的中央取下厚3mm，約1×4mm的軟墊，貼在貼布中間。

將軟墊抵住外髁下側，前方的貼布往上牽引，後方的貼布不要勾到阿基里斯腱、比平行略往上牽引貼上。

抬高外髁會減少內髁與外髁的高低差，讓旋後的活動變小、旋前的活動變大。

a：誘導抬高外髁

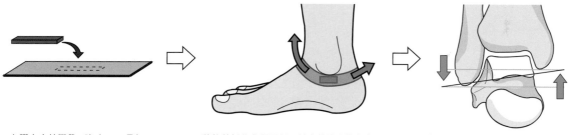

在彈力宜拉膠帶3號（10cm長）的中央取下厚3mm，約1×4mm的軟墊，貼在貼布中間。

將軟墊抵住內髁下側，前方的貼布往上牽引，後方的貼布不要勾到阿基里斯腱、比平行略往上牽引貼上。

抬高內髁會增加內髁與外髁的高低差，讓旋前的活動變小、旋後的活動變大。

b：誘導抬高內髁

圖5-11 貼紮誘導踝部

a：將軟墊抵住外髁下側，前方的貼布往上、後方的貼布比平行略往上牽引貼上。誘導抬高外髁會讓旋後的活動變小、旋前的活動變大。

b：將軟墊抵住內髁下側，前方的貼布往上、後方的貼布比平行略往上牽引貼上。誘導抬高內髁會讓旋前的活動變小、旋後的活動變大。

實際施行方法已製成影片，歡迎掃描右側QR碼參閱。

② 後足部軟墊的誘導（橫弓後足部位置）

後足部軟墊的誘導方法分為利用長墊的誘導以及利用短墊的誘導。通常的步態中，是以髖關節屈曲位腳跟觸地，到站立中期為止髖關節一邊伸展一邊讓COM往前方移動。後足部軟墊的誘導與這時期的COM移動相關，利用長墊的誘導以及利用短墊的誘導在各病例身上修正的程度各有不同，要選擇COM往前方移動較順暢的一方。

判斷該使用長墊誘導還是短墊誘導的具體方法方面，筆者是利用站姿體前彎來評估。首先如 **圖5-12a** 在單側的第5蹠骨基部後端，垂直足部長軸貼上厚0.5mm的長墊，對側則是在第5蹠骨基部後端，平行足部長軸貼上厚0.5mm的短墊 **圖5-12b** 。然後讓患者站著緩緩身體往前彎，確認左右哪邊先在大腿後側產生緊繃感。

如果在貼了長墊的那一側產生緊繃感，就將同側的長墊換成短墊，再讓患者身體往前彎，如果明顯改善了大腿後側的緊繃感，便讓患者走路，確認從觸地期到站立中期為止COM的往前方移動是否變得更順暢。相反的，如果是在貼了短墊的那一側產生緊繃感，就換成長墊，讓患者與剛才同樣地身體前彎以及走路，確認從觸地期到站立中期為止COM的往前方移動有無改善。

藉由這種方法先決定要用長墊誘導或者短墊誘導，之後再來決定軟墊的厚度（也利用身體前彎來決定軟墊後度）。如果是利用長墊誘導，首先先在單側只貼上厚1mm的軟墊（對側是0.5mm的軟墊），讓患者身體緩緩前彎，確認左右哪邊先在大腿後側產生緊繃感。如果是貼1mm那側的感覺較強，則判斷適合的軟墊厚度為0.5mm。相反的，如果是貼1mm那側的感覺較弱，就在對側追加1mm的軟墊（累計1.5mm），之後讓患者身體緩緩前彎，確認左右哪邊產生緊繃感。一邊

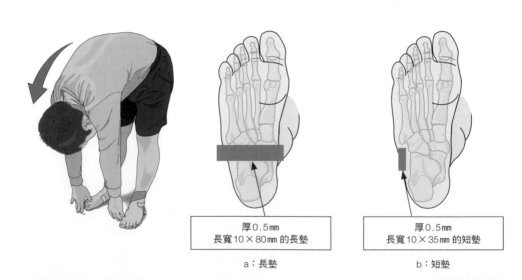

厚0.5mm
長寬10×80mm 的長墊

厚0.5mm
長寬10×35mm 的短墊

a：長墊　　　　　　　　　　b：短墊

圖5-12 藉由身體前彎評估後足部軟墊的誘導情況（橫弓後足部位置）

在第5蹠骨基部後端，長墊部分是垂直足部長軸貼上厚0.5mm、長寬10×80mm的軟墊；短墊部分則是平行足部長軸貼上厚0.5mm、長寬10×35mm的軟墊。
患者一側貼長墊、對側貼短墊的狀態下身體緩緩前彎，選出大腿後側先緊繃的一邊。如果是貼長墊側大腿後側先緊繃，就更換成短墊再讓身體前彎，如果改善了緊繃感，便讓患者走路，確認從觸地期到站立中期為止COM的往前方移動有無改善。
此外，實際施行方法已製成影片，歡迎掃描右側QR碼參閱。

反覆此作業，一邊評估適合的軟墊厚度為何。決定好左右邊適合的軟墊厚度之後，讓患者走路，確認從觸地期到站立中期為止的COM往前移動有無變得更順暢，逐一決定每個病例適合的軟墊形狀及厚度。

※ 基本上左右會選擇同樣形狀的軟墊，不過也有人左右軟墊形狀不同，最終還是要看步態的變化來判斷。

③ 誘導食趾～無名趾蹠蹠關節背屈（橫弓蹠骨位置）

誘導食趾～無名趾蹠蹠關節背屈分為：誘導食趾～無名趾蹠蹠關節背屈，以及誘導食趾中趾蹠蹠關節背屈兩種 圖5-13 。

一般的步態中，在站立中期以後的站立末期（TSt），髖關節、膝關節會一邊伸展，一邊順暢地將COM往前方移動。誘導食趾～無名趾蹠蹠關節背屈與此時期的COM移動有關，隨著病例不同，誘導食趾～無名趾蹠蹠關節背屈以及誘導食趾中趾蹠蹠關節背屈產生的修正效果也會不同，因此要選擇能促使COM往前移動更順暢的一方。

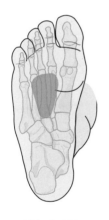 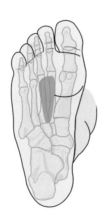

食趾～無名趾　　　　　　　　食趾中趾
蹠蹠關節背屈　　　　　　　　蹠蹠關節背屈

圖5-13 **誘導食趾～無名趾**
蹠蹠關節背屈（橫弓蹠骨位置）

拿厚度0.5mm的軟墊，如圖製作讓食趾～無名趾蹠蹠關節背屈的墊子，以及讓食趾中趾蹠蹠關節背屈的墊子，誘導橫弓蹠骨位置背屈。
a：誘導食趾～無名趾蹠蹠關節背屈是將墊子貼在橫弓整體（第2～4蹠骨）處。
b：誘導食趾中趾蹠蹠關節背屈則是只將墊子貼在橫弓內側（第2、3蹠骨）處。
實際施行方法已製成影片，歡迎掃描上記QR碼參閱。

具體方法方面，筆者採用身體前彎評估法來判斷誘導是否適合。首先拿厚度0.5mm的軟墊製作大小可讓食趾～無名趾蹠蹠關節整體背屈的墊子，以及大小可讓食趾中趾蹠蹠關節背屈的墊子。接著在單側貼上讓食趾～無名趾蹠蹠關節背屈的軟墊 圖5-14a ，對側貼上讓食趾中趾蹠蹠關節背屈的軟墊 圖5-14b 。然後讓患者身體緩緩前彎，確認左右哪邊先在大腿後側產生緊繃感，假設如果是在誘導食趾～無名趾蹠蹠關節背屈側產生緊繃感，就把該側的軟墊替換成誘導食

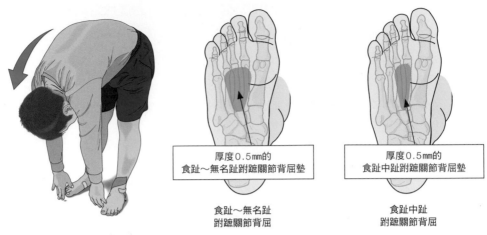

厚度0.5mm的
食趾～無名趾跗蹠關節背屈墊

食趾～無名趾
跗蹠關節背屈

厚度0.5mm的
食趾中趾跗蹠關節背屈墊

食趾中趾
跗蹠關節背屈

圖5-14 藉由身體前彎評估食趾～無名趾跗蹠關節背屈墊的誘導（橫弓蹠骨位置）

從第2蹠骨頭後方部分起，食趾～無名趾跗蹠關節背屈墊貼在能讓食趾～無名趾跗蹠關節整體背屈的寬度（a），食趾中趾跗蹠關節背屈墊則貼在能讓食趾中趾跗蹠關節背屈的寬度（b）。
患者一側誘導食趾～無名趾跗蹠關節背屈、對側誘導食趾中趾跗蹠關節背屈的狀態下身體緩緩前彎，選出大腿後側先緊繃的一邊。
如果是誘導食趾～無名趾跗蹠關節背屈側大腿後側先緊繃，就更換成食趾中趾跗蹠關節背屈墊再讓身體前彎，如果改善了緊繃感，便讓患者走路，確認站立中期以後COM的往前方移動是否變得更順暢。
此外，實際施行方法已製成影片，歡迎掃描右側QR碼參閱。

趾中趾跗蹠關節背屈的軟墊，再讓患者身體往前彎，如果明顯改善了大腿後側的緊繃感，便讓患者走路，確認轉移到站立中期時COM的往前方移動是否變得更順暢。相反的，如果是在貼了食趾中趾跗蹠關節背屈的墊子那一側產生緊繃感，就換成食趾～無名趾跗蹠關節背屈的墊子，讓患者與剛才同樣地身體前彎以及走路，確認從轉移到站立中期時COM的往前方移動是否變得更順暢。

　　藉由這種方法決定是要利用食趾～無名趾跗蹠關節背屈墊，或者食趾中趾跗蹠關節背屈墊來誘導之後，也要決定軟墊的厚度（決定軟墊厚度也用身體前彎的方法）。假如是利用食趾～無名趾跗蹠關節背屈墊，首先先在單側貼上1mm的軟墊（對側為0.5mm），讓患者身體緩緩前彎，確認左右哪邊在大腿後側產生了緊繃感。如果是貼1mm那側的緊繃感強，則判斷適當的厚度為0.5mm；如果貼1mm那側的緊繃感弱，則在對側追加1mm軟墊（累計1.5mm），再讓患者身體緩緩前彎，確認左右哪邊產生了緊繃感。一邊反覆此作業，一邊評估適合的軟墊厚度為何。決定好左右邊適合的軟墊厚度之後，讓患者走路，確認站立中期以後的COM往前移動有無變得更順暢，逐一決定每個病例適合的軟墊形狀及厚度。

※ 基本上左右會選擇同樣形狀的軟墊，不過也有人左右軟墊形狀不同，最終還是要看步態的變化來判斷。

根據利用貼紮及軟墊的直接評估決定好足弓墊的形狀與高度之後，將結果記載於評估單上 **表5-1**。此外，**表5-2** 為記載範例，歡迎參考。

直接評估雖然主要是用於入谷式腳底板的評估，不過施行此評估可顯示出各種治療方向性。再加上如果能正確施行本評估，便不會受限於治療手技，可針對眼前的病例探討應該做什麼。從這觀點來看，直接評估也是施行入谷式治療上相當重要的評估法。筆者會對所有的患者進行本評估。

	右	左
距下關節	旋後 / 旋前	旋後 / 旋前
拇趾的蹠蹠關節	底屈 / 背屈	底屈 / 背屈
小趾的蹠蹠關節	內翻 / 外翻 / 無	內翻 / 外翻 / 無
矯正內側楔骨	正 / 負	正 / 負
踝部	外髁 / 內髁	外髁 / 內髁
誘導後足部	長墊 / 短墊　　　mm	長墊 / 短墊　　　mm
橫弓	2·3·4↑ / 2·3↑　　mm	2·3·4↑ / 2·3↑　　mm

表5-1 直接評估的評估表

	右	左
距下關節	⃝旋後 / 旋前	⃝旋後 / 旋前
拇趾的蹠蹠關節	⃝底屈 / 背屈	⃝底屈 / 背屈
小趾的蹠蹠關節	內翻 / ⃝外翻 / 無	內翻 / ⃝外翻 / 無
矯正內側楔骨	⃝正 / 負	⃝正 / 負
踝部	⃝外髁 / 內髁	⃝外髁 / 內髁
誘導後足部	⃝長墊 / 短墊　1.0 mm	⃝長墊 / 短墊　1.0 mm
橫弓	2·3·4↑ / ⃝2·3↑　1.0 mm	2·3·4↑ / ⃝2·3↑　1.0 mm

表5-2 直接評估的記錄範例

5. 直接評估的延伸

　　本項將說明如何直接評估中獲得的資訊反映到入谷式腳底板上。 圖5-15 、 圖5-16 簡單統整了入谷式腳底板中直接評估與腳底板形狀之間的關係。直接評估施行足部各種關節誘導時，特別需要重視的有：距下關節、拇趾跗蹠關節、髁部、內側楔骨、橫弓部分的誘導。藉由理解這些內容，便能輕鬆想像直接評估與腳底板形狀之間有何關聯。

　　首先請各位搭配 圖5-15 ，邊看邊認識入谷式腳底板中直接評估與腳底板形狀之間的關係。

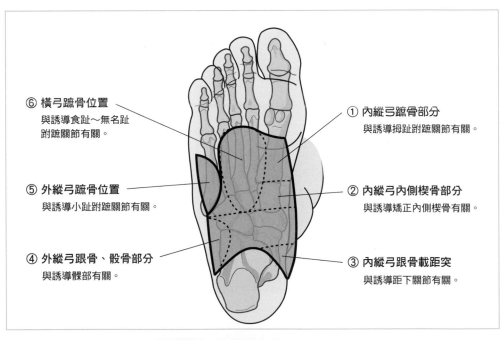

⑥ 橫弓蹠骨位置
與誘導食趾～無名趾跗蹠關節有關。

⑤ 外縱弓蹠骨位置
與誘導小趾跗蹠關節有關。

④ 外縱弓跟骨、骰骨部分
與誘導髁部有關。

① 內縱弓蹠骨部分
與誘導拇趾跗蹠關節有關。

② 內縱弓內側楔骨部分
與誘導矯正內側楔骨有關。

③ 內縱弓跟骨載距突
與誘導距下關節有關。

圖5-15 足弓墊部分的結構

① 內縱弓蹠骨部分

　　內縱弓蹠骨部分與誘導拇趾跗蹠關節有關。誘導拇趾跗蹠關節背屈時會增高這個部位，誘導底屈時則會降低。

② 內縱弓內側楔骨部分

　　內縱弓內側楔骨部分與誘導矯正內側楔骨有關。誘導內側楔骨抬高時會增高這個部位。

③ 內縱弓跟骨載距突

縱弓跟骨載距突與誘導距下關節有關。誘導距下關節旋後時會增高這個部位，誘導旋前時則會降低。

④ 外縱弓跟骨、骰骨部分

外縱弓跟骨、骰骨部分與誘導髁部有關。誘導抬高外髁時會增高這個部位，誘導抬高內髁時則完全省略此處不做任何處置。

⑤ 外縱弓蹠骨位置

外縱弓蹠骨位置與誘導小趾跗蹠關節有關。誘導誘導小趾跗蹠關節外翻時會增高這個部位，不誘導外翻時則不做任何處置。

⑥ 橫弓蹠骨位置

橫弓蹠骨位置是誘導食趾～無名趾跗蹠關節背屈的部位，會根據本評估決定形狀及高度（具體方法請參閱P.123「誘導食趾～無名趾跗蹠關節背屈」）。由於入谷式腳底板中橫弓部位的考量方法在臨床上相當重要，所以追加 圖5-16 進行說明。

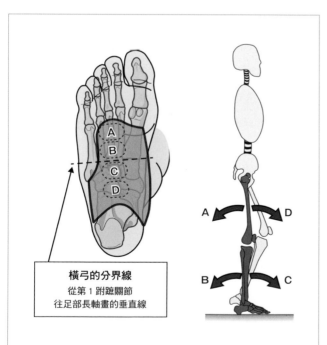

橫弓的分界線
從第 1 跗蹠關節
往足部長軸畫的垂直線

圖5-16
橫弓墊部分的結構
A：橫弓蹠骨前方部分有誘導大腿往後移動的作用。
B：橫弓蹠骨後方部分有誘導小腿往後移動的作用。
C：橫弓楔骨部分有誘導小腿往後移動的作用。
D：橫弓後足部分有誘導大腿往前移動的作用。

橫弓可以以第 1 蹠蹠關節為界線，大致區分為橫弓前方與後方。如果墊高這條界線的前方，會誘導體重往後方移動；如果墊高這條界線的後方，則會誘導體重往前方移動。接著相對這條界線區分出近端部位及遠端部位，近端部位會誘導小腿往中心移動，遠端部位則會誘導大腿往中心移動。比方說將界線後方・近端部位 圖5-16C 的橫弓楔骨部位墊高，會誘導體重往前方移動、誘導小腿相對於大腿往前方移動，因此會誘導膝關節伸展。再者，如果將界線前方・遠端部位 圖5-16A 的橫弓蹠骨部位前方墊高，體重會往後方移動，誘導髖關節伸展（希望各位務必配合第 4 章「入谷式相對理論」再複習）。

入谷式腳底板中的直接評估法就這樣影響了腳底板的形狀，運用相對理論誘導身體往能改善已探討出障礙的力學負荷原因的方向去活動。由此可知，入谷式腳底板並非單純僅限於對症治療的範疇，而是掌握症狀的根本原因，再逐步改善的手技之一。

此外，區分橫弓的操作也會結合第 4 章提過的「相對理論的評估」應用在臨床上，所以希望各位多多回顧參閱。等到真正能應用相對理論時，應該就能體會到入谷式腳底板將臨床結果提升到更高層次的效果了。

6. 利用簡易鞋墊製作腳底板

本項將說明根據「4. 用於製作入谷式腳底板的直接評估」所記載的評估表（請參閱表 1、2），如何反映出腳底板的形狀。入谷式腳底板原本是用研磨機打磨製作的，不過本書想介紹如何使用簡易鞋墊來製作腳底板。正式用研磨機打磨製作入谷式腳底板的相關知識，請參加「入谷式腳底板官方講座」了解，或參閱筆者的著作《入谷式腳底板（基礎篇）》。

1）製作鞋墊

首先製作鞋墊，也可以直接使用鞋子附的鞋墊，不過鞋墊各式各樣，需要考慮一下 圖5-17 。

比方說像 圖5-17b 這種本身就有凹凸或軟墊的鞋墊，必須要先去除凹凸不平及軟墊處，使其變成完全平坦的狀態。此外，像 圖5-17c 這種內側已經凹進來的鞋墊，無法從內側增加軟墊上去，所以需要別的鞋墊，也為了重新製作。

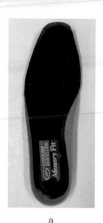 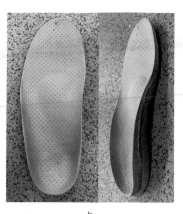 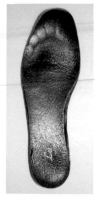 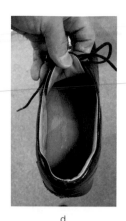

a   b   c   d

圖5-17　製作鞋墊

a：鞋子附的鞋墊
b：本身就有凹凸或軟墊的鞋墊
c：內側已經凹進來的鞋墊
d：一般的皮鞋（沒有鞋墊）

　　由於以上原因，所以筆者基本上會利用簡易鞋墊重新製作貼在腳底板上的鞋墊 **圖5-18** 。

　　此外，像 **圖5-17 d** 這類沒有鞋墊的皮鞋等，筆者會製作薄的鞋墊（1 mm以內）。

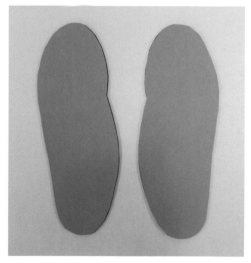

圖5-18　貼了內底的鞋墊

5

治療：入谷式腳底板療法

2）鞋墊上的標記

接著讓患者的腳踩著鞋墊，在第5蹠骨近端位置、第1蹠蹠關節面、內踝下端（載距突的位置）、食趾尖端、無名趾尖端處做上記號 圖5-19a ，鞋墊背面也在同樣的位置做記號 圖5-19b 。

如此一來，透過鞋墊上的標記，便能將腳底板軟墊貼在正確的位置上。

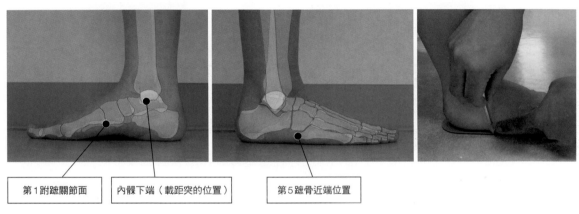

第1蹠蹠關節面　　內踝下端（載距突的位置）　　第5蹠骨近端位置

a：鞋墊正面的標記

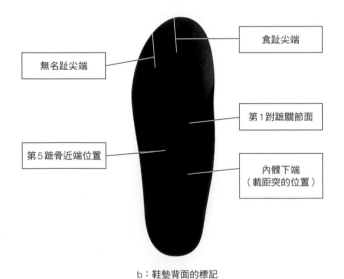

食趾尖端

無名趾尖端

第1蹠蹠關節面

第5蹠骨近端位置

內踝下端
（載距突的位置）

b：鞋墊背面的標記

圖5-19　鞋墊上的標記

a：腳踩著鞋墊，在第5蹠骨近端位置、第1蹠蹠關節面、內踝下端（載距突的位置）、食趾尖
　端、無名趾尖端處做上記號。
b：鞋墊背面也在同樣的位置做記號。
實際施行方法已製成影片，歡迎掃描右側QR碼參閱。

3）利用簡易鞋墊製作腳底板實務

接下來說明以直接評估為基礎，如何使用簡易鞋墊製作腳底板（為求方便，會從後方部位說明起）。

① 誘導距下關節的處方

直接評估時，會決定要誘導距下關節旋後或是旋前，而鞋墊則是以下列方式處理 圖5-20 。

‧誘導距下關節旋後的情況

如圖所示，以鞋墊上做好記號的載距突位置為中心，貼上厚 1 mm‧大小 30～40 mm × 15 mm 左右的軟墊。

※ 關於此軟墊的厚度會在後述「調整厚度」一項說明，之後再調整。

‧誘導距下關節旋前的情況

不做任何處理。

② 誘導髁部的處方

直接評估中如果抬高內髁，顯示外縱弓部分是不需要的 圖5-21 。因此直接評估中決定了誘導抬高外髁或抬高內髁之後，鞋墊會以下列方式處理：

‧誘導抬高外髁的情況

會根據後述的「 誘導後足部軟墊的處方」進行處理。

‧誘導抬高內髁的情況

由於此誘導意味著外縱弓是不需要的，所以不處理外縱弓。此外也不會根據後述的「 誘導後足部軟墊的處方」進行處理。

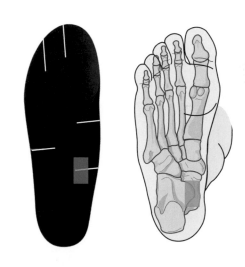

圖5-20 誘導距下關節旋後的軟墊處方
以載距突位置為中心，貼上厚 1 mm‧大小 30～40 mm × 15 mm左右的軟墊（後面會說明軟墊厚度）。誘導旋前的話則不做任何處理。

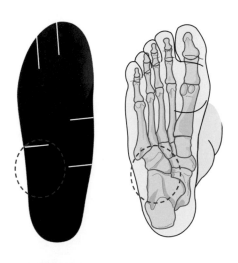

圖5-21 誘導髁部的軟墊處方
如果抬高內髁，就不需要外縱弓。

③ 誘導後足部軟墊（橫弓後足部位置）的處方

直接評估中會決定利用長墊或者軟墊來誘導後足部，也會決定該軟墊厚度。鞋墊則是以下列方式處理 圖5-22 。

・利用長墊誘導的情況

長墊大小為 10 ㎜ × 80 ㎜，厚度會在直接評估中決定好。貼長墊的位置在鞋墊上比第 5 蹠骨近端部位記號還要後方處，如 圖5-22a 所示，貼上時垂直足部長軸。

・利用短墊誘導的情況

短墊大小為 10 ㎜ × 35 ㎜，厚度會在直接評估中決定好。貼短墊的位置在鞋墊上比第 5 蹠骨近端部位記號還要後方處，如 圖5-22b 所示，貼上時平行足部長軸。

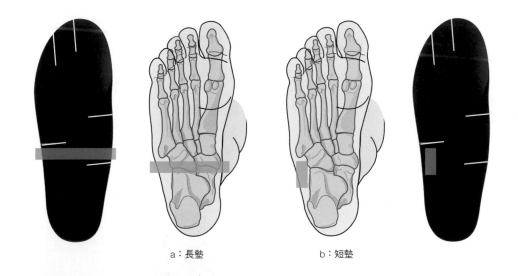

a：長墊　　　　　b：短墊

圖5-22 誘導後足部軟墊（橫弓後足部位置）的處方
a：長墊為 10 ㎜ × 80 ㎜，用直接評估中決定好的厚度製作軟墊貼上。
b：短墊為 10 ㎜ × 35 ㎜，用直接評估中決定好的厚度製作軟墊貼上。

5

治療：入谷式腳底板療法

④ 誘導小趾蹠趾關節外翻的處方

直接評估中會決定是否誘導小趾蹠趾關節外翻，鞋墊則是以下列方式處理 圖5-23 。

・要誘導小趾蹠趾關節外翻的情況

誘導小趾蹠趾關節外翻會如 圖5-23 所示，製作厚度3㎜・大小20㎜×40㎜的新月狀軟墊，圓形部分則用研磨機研磨。

貼的位置在鞋墊上比第5蹠骨近端部位記號還要前方處，如 圖5-23 所示，貼上時平行足部長軸。

・不誘導小趾蹠趾關節外翻的情況

不做任何處理。

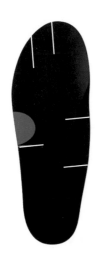
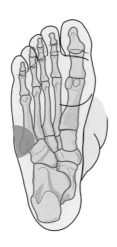
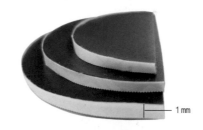

1 mm

如果沒有研磨機，便如上圖以1㎜後的軟墊做出高低差，製作新月狀軟墊。

圖5-23 誘導小趾蹠趾關節外翻的軟墊處方
製作如圖厚度3㎜・大小20㎜×40㎜的新月狀軟墊貼上。

⑤ 誘導矯正內側楔骨的處方

直接評估中會決定是否誘導矯正內側楔骨，鞋墊則是以下列方式處理 圖5-24 。

・要誘導矯正內側楔骨的情況

如 圖5-24 a 所示，製作厚度3mm・大小30～40mm×15mm的軟墊，貼在第1 跗蹠關節面記號後方處。

・不誘導矯正內側楔骨的情況

不誘導矯正內側楔骨的情況 圖5-24 b 所示，製作厚度1mm・大小30～40mm ×15mm的軟墊，貼在第1跗蹠關節面記號後方處。

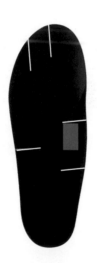 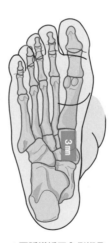 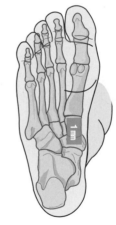

a：要誘導矯正內側楔骨　　　　　b：不誘導矯正內側楔骨

圖5-24 **誘導矯正內側楔骨的軟墊處方**
a：如果要誘導矯正內側楔骨，貼厚度3mm・大小30～40mm×15mm的軟墊。
b：如果不誘導矯正內側楔骨，貼厚度1mm・大小30～40mm×15mm的軟墊。

⑥ 誘導拇趾蹠蹠關節的處方

直接評估中會決定要誘導拇趾附蹠關節背屈或底屈，鞋墊則是以下列方式處理 圖5-25 。

・誘導拇趾跗蹠關節背屈的情況

如 圖5-25 a 所示，製作厚度1mm・大小30～40mm×15mm的軟墊，貼在比第1跗蹠關節面記號更前方的蹠骨處。

※軟墊厚度會於後述「調整厚度」一項說明，之後再調整。

・誘導拇趾跗蹠關節底屈的情況

如 圖5-25 所示，製作厚度1mm・大小30～40mm×5mm的軟墊，貼在比第1跗蹠關節面記號更前方的內側部分。

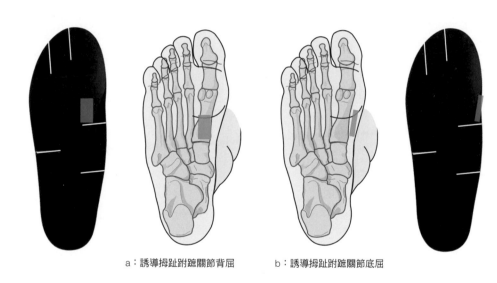

a：誘導拇趾跗蹠關節背屈　　　b：誘導拇趾跗蹠關節底屈

圖5-25 誘導拇趾跗蹠關節的軟墊處方
a：如果要誘導拇趾跗蹠關節背屈，製作厚度1mm・大小30～40mm×15mm的軟墊，貼在比第1跗蹠關節面記號更前方的蹠骨處。
b：如果要誘導拇趾跗蹠關節底屈，製作厚度1mm・大小30～40mm×5mm的軟墊，貼在比第1跗蹠關節面記號更前方的內側部分。

⑦ 誘導食趾～無名趾蹠蹠關節（橫弓蹠骨位置）的處方

直接評估中會決定要誘導食趾～無名趾蹠蹠關節背屈或者誘導食趾中趾蹠蹠關節背屈，也會決定其軟墊厚度，鞋墊則是以下列方式處理 **圖5-26** 。

・誘導食趾～無名趾蹠蹠關節背屈的情況

將直接評估中決定好厚度的軟墊如 **圖5-26 a** 所示，裁成能讓食趾～無名趾蹠蹠關節整體背屈的大小，貼在比第2蹠骨頭更後方處。

・誘導食趾中趾蹠蹠關節背屈的情況

將直接評估中決定好厚度的軟墊如 **圖5-26 b** 所示，裁成能讓食趾中趾蹠蹠關節背屈的大小，貼在比第2蹠骨頭更後方處。

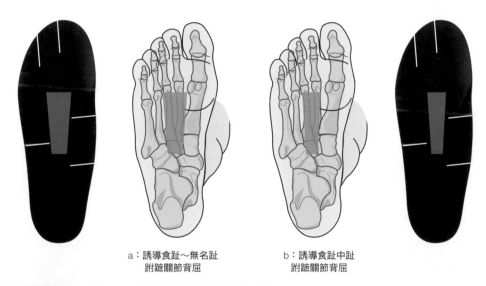

a：誘導食趾～無名趾　　　　　　b：誘導食趾中趾
蹠蹠關節背屈　　　　　　　　　蹠蹠關節背屈

圖5-26 誘導食趾～無名趾蹠蹠關節背屈的軟墊處方
a：將直接評估中決定好厚度的誘導食趾～無名趾蹠蹠關節背屈軟墊，貼在比第2蹠骨頭更後方處。
b：將直接評估中決定好厚度的誘導食趾中趾蹠蹠關節背屈軟墊，貼在比第2蹠骨頭更後方處。

4）調整距下關節、拇趾蹠蹠關節、橫弓部位誘導體的厚度

由於誘導距下關節、拇趾蹠蹠關節以及橫弓部位是組成入谷式腳底板的核心，接下來介紹最後在觀察步態中，如何決定這些部位的厚度。

① 調整距下關節誘導體的厚度

誘導距下關節旋後時，會如「 誘導距下關節的處方（P.131）」所記載的，

以鞋墊上做好記號的載距突位置為中心，貼上厚 1 mm・大小 30～40 mm × 15 mm 左右的軟墊。

這部分首先在單側追加 0.5 mm 的軟墊（累計 1.5 mm），然後讓患者走路。此誘導尤其會改變站立前半期的動作，因此有必要仔細觀察承重反應期（LR）的重心往側邊移動以及軀幹列位偏移情況。接著利用追加軟墊，透過步態分析判斷誘導後的重心移動是否順暢、軀幹列位偏移是否變少，以及姿勢肌肉張力有無變得正確。

如果追加軟墊後無法正確誘導動作，那就不追加軟墊，回到 1 mm 厚度。但如果追加軟墊可正確誘導動作，接下來在對側追加 1 mm（累計 2 mm）的軟墊，然後讓患者走路。利用追加軟墊，透過步態分析判斷誘導後的重心移動是否順暢、軀幹列位偏移是否變少，以及姿勢肌肉張力有無變得正確。

一邊如此反覆作業，一邊評估軟墊厚度是否正確。接著如果決定了左右邊正確的軟墊厚度，那麼走路時從觸地期到站立中期的體重移動會變得更加順暢。

② 調整拇趾跗蹠關節誘導體的厚度

誘導拇趾跗蹠關節背屈時，會如「 誘導拇趾跗蹠關節的處方（P.135）」所記載的，製作厚度 1 mm・大小 30～40 mm × 15 mm 左右的軟墊，貼在比鞋墊上第 1 跗蹠關節面記號更前方的蹠骨處。

這部分首先在單側追加 0.5 mm 的軟墊（累計 1.5 mm），然後讓患者走路。此誘導尤其會改變站立後半期的動作，因此有必要仔細觀察站立末期（TSt）的重心往側邊移動以及軀幹列位偏移情況。接著利用追加軟墊，透過步態分析判斷誘導後的重心移動是否順暢、軀幹列位偏移是否變少，以及姿勢肌肉張力有無變得正確。

如果追加軟墊後無法正確誘導動作，那就不追加軟墊，回到 1 mm 厚度。但如果追加軟墊可正確誘導動作，接下來在對側追加 1 mm（累計 2 mm）的軟墊，然後讓患者走路。利用追加軟墊，透過步態分析判斷誘導後的重心移動是否順暢、軀幹列位偏移是否變少，以及姿勢肌肉張力有無變得正確。

一邊如此反覆作業，一邊評估軟墊厚度是否正確。接著如果決定了左右邊正確的軟墊厚度，那麼走路時 TSt 的體重移動會變得更加順暢。

③ 調整橫弓部位誘導體的厚度

橫弓部位誘導體的厚度都已在直接評估的項目中決定好（P.123）會將根據

此評估決定形狀與高度的橫弓貼在鞋墊上，不過最好再利用步態分析稍微詳細調整厚度。實際上會根據 圖5-16 ，再度調整橫弓部位蹠骨後方處（請參閱 圖5-16 B ），以及橫弓部位楔骨處（請參閱 圖5-16 C ）。

首先針對橫弓部位蹠骨後方處（請參閱 圖5-16 B ），只在單側追加形狀如 圖5-27 a 的0.5㎜軟墊，然後讓患者走路。此誘導尤其會改變站立後半期的動作，因此有必要仔細觀察TSt的重心往側邊移動以及軀幹列位偏移情況。接著利用追加軟墊，透過步態分析判斷誘導後的重心移動是否順暢、軀幹列位偏移是否變少，以及姿勢肌肉張力有無變得正確。如果追加軟墊後無法正確誘導動作，那就不追加軟墊，回到目前的厚度。但如果追加軟墊可正確誘導動作，接下來在對側追加1㎜（多增加0.5㎜）的軟墊，然後讓患者走路。利用追加軟墊，透過步態分析判斷誘導後的重心移動是否順暢、軀幹列位偏移是否變少，以及姿勢肌肉張力有無變得正確。

一邊如此反覆作業，一邊評估軟墊厚度是否正確。接著如果決定了左右邊正確的軟墊厚度，那麼走路時TSt的體重移動會變得更加順暢。

接著針對橫弓部位楔骨處（請參閱 圖5-16 C ），只在單側追加形狀如 圖5-27 b 的0.5㎜軟墊，然後讓患者走路。此誘導尤其會改變站立中期前半的動作，因此有必要仔細觀察此時期的重心往側邊移動以及軀幹列位偏移情況。接著利用追加軟墊，透過步態分析判斷誘導後的重心移動是否順暢、軀幹列位偏移是否變少，以及姿勢肌肉張力有無變得正確。如果追加軟墊後無法正確誘導動作，

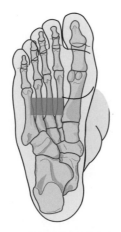
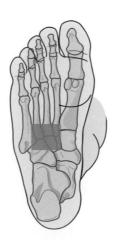

a：橫弓部位蹠骨後方處　　b：橫弓部位楔骨處

圖5-27 **調整橫弓部位誘導體的厚度**

a：每次追加0.5㎜厚的軟墊貼在橫弓部位蹠骨後方處。
b：每次追加0.5㎜厚的軟墊貼在橫弓部位楔骨處。
實際施行方法已製成影片，歡迎掃描上記QR碼參閱。

那就不追加軟墊，回到目前的厚度。但如果追加軟墊可正確誘導動作，接下來在對側追加1mm（多增加0.5mm）的軟墊，然後讓患者走路。利用追加軟墊，透過步態分析判斷誘導後的重心移動是否順暢、軀幹列位偏移是否變少，以及姿勢肌肉張力有無變得正確。

一邊如此反覆作業，一邊評估軟墊厚度是否正確。接著如果決定了左右邊正確的軟墊厚度，那麼走路時站立中期前半的體重移動會變得更加順暢。

就這樣，入谷式腳底板中的直接評估與腳底板形狀產生關聯，逐漸誘導身體活動方向改善探討出原因的障礙。到此再度告訴各位，入谷式腳底板並非單純僅限於對症治療的範疇，而是掌握症狀的根本原因，再逐步改善的手技之一。

此外，區分橫弓的操作也會結合第4章介紹過的「入谷式相對理論」應用在臨床上，等到真正能應用本理論時，入谷式腳底板會將臨床結果提升到更高的層次。

最後，下面是實際利用簡易鞋墊製作腳底板的範例 圖5-28 。為了讓此方法在臨床上變成很有用的工具，需要正確地評估不用說，也需要在各部位貼上正確的軟墊。

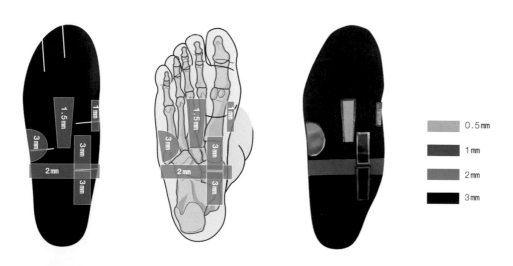

0.5mm
1mm
2mm
3mm

圖5-28 利用簡易鞋墊製作腳底板的範例
上圖為誘導距下關節內翻（評估結果為3mm）、誘導拇趾蹠趾關節底屈、誘導小趾蹠趾關節外翻、誘導校正內側楔骨、誘導抬高外髁、後足部長墊誘導（評估結果為2mm）、誘導食趾中趾蹠趾關節背屈（評估結果為1.5mm）的製作範例。

7. 總結

　　本章說明了利用簡易鞋墊製作腳底板的方法，各項說明的內容不過是最基本的，希望閱讀到此處的各位實際反覆練習如何製作患者的腳底板。

　　反覆製作腳底板中，能誘導身體活動產生變化之後，接著更進一步利用學習足跟墊、楔狀跟、前足墊等其他調整方法，應該能更順暢地誘導身體活動。

　　無論在哪個領域，鑽研臨床實務到極致都需要不停地反覆作業以及嘗試錯誤。如果在正確的思考過程中反覆製作腳底板，應該能成為臨床上發揮強大力量的治療手技吧。

參考文獻

1）入谷誠：入谷式足底板－基礎編－．運動と医学の出版社，2011.
2）入谷誠：入谷式足底板セミナー－上級編－資料．身体運動学的アプローチ研究会後援，2014.
3）入谷誠：足部に関する評価と治療．理学療法 学39：293－296，2012.
4）入谷誠：下肢からみた動きと理学療法の展開．結果の出せる整形外科理学療法，メジカルビュー社，177-281，2011.
5）入谷誠：入谷式足底板の現在．Sportsmed 102：6－12，2008.
6）財前知典,他：後足部レベル横アーチパッドが膝関節および骨盤前方加速度に与える影響．理療科 26：625－629，2011.
7）入谷誠：下肢の障害に対する足底板療法-入谷式足底板-．愛知理療会誌20：102－105.2008.

5

治療：入谷式腳底板療法

第**6**章

治療：
入谷式擴展運動

入谷 誠

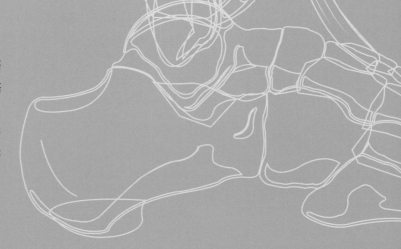

筆者在臨床上幾乎對所有的患者都會做入谷式腳底板，再者，為了維持治療效果，會施行作為自主訓練考量的入谷式擴展運動（expanding exercise，以下簡稱為擴展運動）、入谷式抬高貼紮、針灸治療（治療師也能使用不會刺進皮膚的留置針）、拉伸運動、關節可動範圍訓練等等。其中擴展運動可以促進肌肉活動或者讓關節運動更有效率，所以讓每個患者持續要誘導的動作，有助於延長治療效果。

筆者不認為肌肉收縮運動只有單純強化肌力。<u>肌肉收縮運動的重點在於：首先要探索想誘導每個患者進行的關節運動或動作，同時明確找出目標肌肉。接著找出與該肌肉收縮相關聯且有效果的動作</u>。為了達成此目的，發展出的肌肉收縮運動方法就是擴展運動。

筆者猜測對讀者們而言，這個擴展運動也很難懂吧。然而仔細閱讀本章內容，在臨床現場反覆實踐之後，應該可以理解即使是同一塊肌肉，只要改變收縮方向或阻抗的位置，關節運動或身體動作就會產生差異。連同前述概念，希望讀者們能探索肌肉收縮與關節運動、身體動作之間的關聯，幫助超越單純強化肌力概念的肌肉收縮運動發展，那再好不過了。

1. 所謂擴展運動（expanding exercise）

「expand」有「擴展」、「擴張」、「擴大」、「膨脹」、「展開」、「擴充」、「延伸」等意思，「expanding」則是其現在分詞。正如第4章「2. 骨盆的誘導評估（P.75）」所提過的，如果從誘導髂骨姿勢引起下半身的聯動模式或誘導薦骨姿勢引起上半身的聯動模式中擴展活動，會發現活動實在很有效率也擴大了其機能。這不僅能改善單一肌力或可動範圍，也可認為有助於改善身體整體的機能 <u>圖 6-1</u> 。

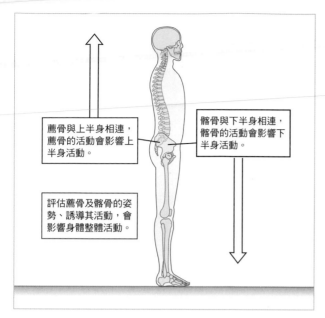

薦骨與上半身相連，
薦骨的活動會影響上
半身活動。

髂骨與下半身相連，
髂骨的活動會影響下
半身活動。

評估薦骨及髂骨的姿
勢、誘導其活動，會
影響身體整體活動。

圖6-1
髂骨姿勢與薦骨姿勢的衍生
擴展運動會從髂骨姿勢引起下半身的聯動模
式或薦骨姿勢引起上半身的聯動模式中擴展
活動，然後有藉由各活動的影響擴大機能的
作用。

也就是說，進行基於相對理論的聯動模式中的肌肉收縮，比起進行通常的肌肉收縮時，會提高抑制肌肉張力的作用或引出站立期活動性的作用。因此在有動作分析的評估中，施行必要的擴展運動，可改善身體整體的機能。由此可知，擴展運動能應用於比物理治療更具策略性的衍生技巧。

2. 徒手誘導衍生的方法

醫療界存在著各式各樣的治療手技，然而筆者認為<u>無論哪種手技，最終目的都在於減少力學負荷、創造能最大限度發揮患者運動機能的良好動作</u>。這是因為即使病症轉好、改善了可動範圍、增強了肌力，但日常生活中無法獲得良好的動作就失去其意義，這種情況絕非少數。

第4章「2. 骨盆的誘導評估」中介紹了如何使用徒手誘導來評估動作是否良好。筆者會對患者使用徒手誘導評估動作是否良好，接著衍生各式各樣的治療手技。如 **圖6-2** 所示，筆者徒手誘導評估動作良好之後，會進展到誘導患者做出該動作用的腳底板、針、貼紮、肌肉收縮運動。

```
                          ┌─────────────────────┐
                          │    入谷式徒手誘導       │
                          └─────────────────────┘
           ┌──────────────┬────────────┬──────────────┐
           ▼              ▼            ▼              ▼
    ┌─────────────┐                           ┌─────────────────┐
    │  入谷式腳底板  │                           │ 不刺進皮膚的留置針 │
    └─────────────┘                           └─────────────────┘
      ┌─────────────────────┐         ┌─────────────────────┐
      │       入谷式          │         │      肌內效貼紮       │
      └─────────────────────┘         └─────────────────────┘

              ┌──────────────────────────────────────┐
              │          入谷式擴展運動                  │
              │   強化肌肉、引導出活動性、固定關節          │
              └──────────────────────────────────────┘
```

※ 臨床上徒手誘導主要可活用於進展到治療時的評估，不過也可活用作為
　引導出活動性的治療手技。

圖6-2 **入谷式徒手誘導衍生的治療**
徒手治療獲得良好的結果後，利用肌肉收縮引導出良好的關節活動，創造機能性的身體活動。

3. 肌肉收縮的方法與注意之處

　　擴展運動中肌肉收縮的方法必須要注意下列3點：

1）肌肉的收縮方向

　　首先，請各位注意即使是同一塊肌肉的收縮，收縮方向不同所產生的作用也不同，比方拿踝關節背屈肌群來說，像 **圖6-3** 以小腿為支點的肌肉收縮，跟像 **圖6-4** 以足部為支點的肌肉收縮，兩者收縮後的動作不同。也就是說，要進行「將肌肉止端往起端拉近的肌肉收縮 **圖6-3** 」或者「將肌肉起端往止端拉近的肌肉收縮 **圖6-4** 」，確認並選擇

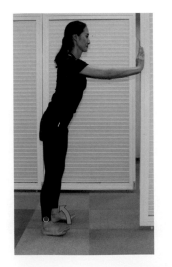
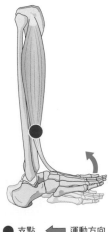

● 支點　◀━━ 運動方向

圖6-3 **踝關節背屈肌群運動（近端操作）**
以小腿為支點讓踝關節背屈。這是讓肌肉止端往起端方向收縮。

能誘導良好動作的一方。

此外，如果希望更強的促進肌肉收縮效果，要讓肌肉「雙方（肌肉的起端與止端往彼此靠近）」收縮※。

※ 由於臨床上沒那麼多需要雙方收縮的情況，本書就暫且不談。

如前所述，指導運動時必須記得即使讓同一塊肌肉收縮，收縮方向不同所產生的效果也不同。

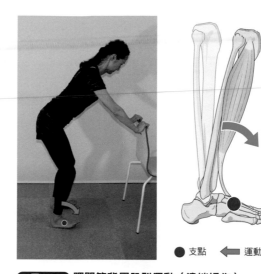

中 **圖6-4** 踝關節背屈肌群運動（遠端操作）
以足部為支點讓踝關節背屈。這是讓肌肉起端往止端方向收縮。

● 支點　　◀ 運動方向

中 治療：入谷式擴展運動

6

2）選擇重點肌肉進行收縮

接著，希望各位注意選擇特定、單一方向的肌肉收縮來進行。流程是：施行入谷式徒手誘導，從髂骨姿勢或薦骨姿勢產生的聯動模式中，評估何者會引導出良好的動作。接著評估1）介紹過的肌肉收縮方向，配合其活動方向重點進行肌肉收縮。

比方以髂骨前傾引導出良好動作的病例來說，其聯動模式是髖關節屈曲、膝關節伸展、踝關節底屈，因此要用1）的方法評估髖關節屈曲肌群、膝關節伸展肌群、踝關節底屈肌群各肌肉的收縮方向。接著讓評估完的肌肉重點進行單方向收縮，詳細方法會在後面「4.具體方法」中介紹。

3）阻抗的位置

再來，希望各位記得，根據聯動模式讓肌肉收縮時，有必要配合身體各分節的遠端或近端運動方向，改變施加操作（阻抗）的位置。

比方如果是髂骨後傾類型中，讓膝關節屈曲肌群從止端往起端方向收縮的患者，藉由像 **圖6-5a** 一般從小腿誘導，便能引導出該聯動模式的關節運動。因此有必要像 **圖6-5b** 從近端施行小腿的阻抗。

3. 肌肉收縮的方法與注意之處 ｜ 145

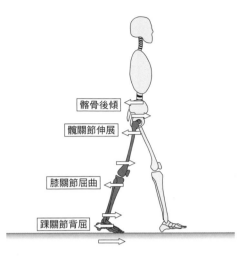

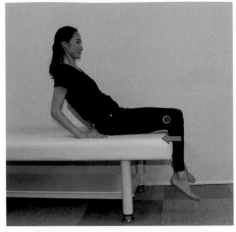

a：髂骨後傾的聯動模式

b：讓膝關節屈曲肌群的止端往起端收縮的運動。

圖6-5 膝關節屈曲肌群運動（近端操作）

a：如果要讓髂骨後傾類型中膝關節屈曲肌群的止端往起端收縮，利用從小腿誘導的方法，便可引導出根據聯動模式的關節運動。

b：如果要讓膝關節屈曲肌群的止端往起端收縮，則在小腿近端部位施加阻抗。

● 支點
◀━ 運動方向
◁━ 聯動模式

4. 具體方法（下肢擴展運動）

　　下半身的聯動模式如第4章「2.骨盆的誘導評估」中所提過的，會與髂骨姿勢聯動 **圖6-6** 。筆者將伴隨髂骨前傾的下肢聯動模式稱為「髂骨前傾類型」，伴隨髂骨後傾的下肢聯動模式則稱為「髂骨後傾類型」。本項將說明如何根據相對理論，引導出類型化的肌肉收縮。

1）髂骨前傾類型擴展運動之實務

　　髂骨前傾有誘導大腿及小腿的近端部分往前方移動、誘導大腿及小腿的遠端部分往後方移動的作用 **圖6-7** 。此外這種誘導在步行動作中，會讓站立前半期的動作處於強勢，促進髂骨前傾、髖關節屈曲、膝關節伸展、踝關節底屈的聯動。因此筆者根據此作用，如下列介紹的方法施行髖關節屈曲肌群、膝關節伸展肌群、踝關節底屈肌群的肌肉收縮。

　　但是有件事筆者想先在此說清楚，雖然擴展運動能促使肌肉變得更強大，不過說到底主體是在利用每個患者的肌肉收縮，引導出良好的動作。由此可知擴展運動是只針對聯動模式施行運動，如果患者以強化肌力為目的，仍舊有必要進行聯動模式以外的運動。

比方如果是髂骨前傾類型，膝關節擴展運動時只會讓伸展肌群收縮，然而如果足膝關節屈曲肌群的肌力未達到一定水準的患者，則也有必要以強化（恢復）肌力為目的，進行屈曲肌群的運動。

基於以上前提，接下來希望各位繼續認識髂骨前傾類型擴展運動之實務。

① 髖關節屈曲肌群

髖關節屈曲肌群的髂腰肌主要起於腰椎及髂窩，止於股骨的小轉子 **圖6-8** ，所以要根據髂腰肌的起端止端，讓聯動模式中的髖關節屈曲肌群收縮。

髖關節屈曲肌群擴展運動分為以大腿為支點引導出讓髂骨接近大腿的肌肉收縮，以及以髂骨為支點引導出讓大腿接近髂骨的肌肉收縮兩種情況。根據施行徒手誘導後的步態動作來決定要選擇哪種肌肉收縮。

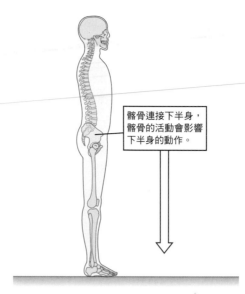

髂骨連接下半身，髂骨的活動會影響下半身的動作。

圖6-6 **下半身的聯動模式**

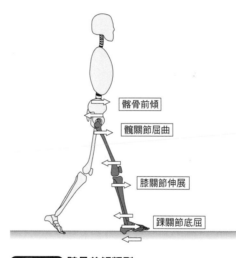

髂骨前傾

髖關節屈曲

膝關節伸展

踝關節底屈

圖6-7 **髂骨前傾類型**

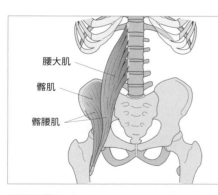

腰大肌

髂肌

髂腰肌

腰大肌
【起端】淺層：第12胸椎及第1～4腰椎椎體側面與這些椎體間的椎間盤側面。
深層：第1～5腰椎的肋突。

髂肌
【起端】髂窩。

【止端】兩者結合成髂腰肌止於股骨的小轉子。

圖6-8 **髖關節屈曲肌群（髂腰肌）**

徒手誘導中，如 **圖6-9a** 一般以髂骨為支點操作大腿的誘導稱為「遠端操作」，而如 **圖6-9b** 一般以大腿為支點操作髂骨的誘導則稱為「近端操作」。各自施行徒手誘導中的遠端操作及近端操作之後，觀察患者步態，評估哪種方式能誘導讓活動重心移動順暢、軀幹列位偏移少、姿勢肌肉張力往適當的方向變化。

　　如果是因為 **圖6-9a** 一般的遠端操作而獲得良好的動作，那麼擴展運動基本上是以大腿為支點運動，此時要重點進行讓髂腰肌起端往止端方向收縮的運動 **圖6-10** ※。筆者會反覆此運動10～20次為1組，做1～3組。

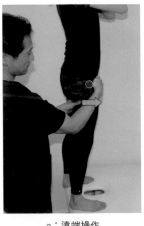

a：遠端操作

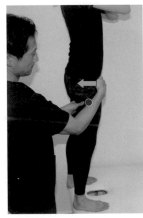

b：近端操作

圖6-9 **髖關節屈曲評估**

a：以髂骨為支點操作大腿的誘導稱為遠端操作。
b：以大腿為支點操作髂骨的誘導稱為近端操作。
實際施行方法已製成影片，歡迎掃描上記QR碼參閱。

● 支點
⬅ 誘導方向

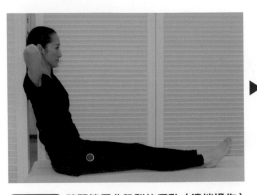
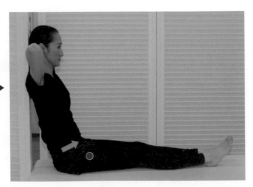

圖6-10 **髖關節屈曲肌群的運動（遠端操作）**
如果是因為遠端操作而獲得良好的動作，則以大腿為支點，進行讓髂腰肌起端往止端方向收縮的運動。

● 支點
⬅ 運動方向

此外，如果是因為 「圖6-9b」 一般的近端操作而獲得良好的動作，會是以髂骨為支點，重點進行讓髂腰肌止端往起端方向收縮的運動 「圖6-11」。

※ 雖然徒手誘導與肌肉收縮方向的關係讓人感覺難以理解，不過筆者從臨床經驗中找出了徒手誘導與肌肉收縮方向有這樣的關係。透過實際在臨床上嘗試應該能加深理解。

② 膝關節伸展肌群

膝關節伸展肌群的股四頭肌主要起於股骨（一部分起於骨盆），止於脛骨粗隆 「圖6-12」，所以要根據股四頭肌的起端止端，讓聯動模式中的膝關節伸展肌群收縮。

治療：入谷式擴展運動

6

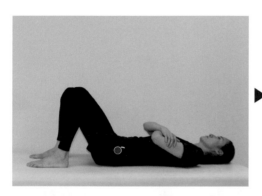 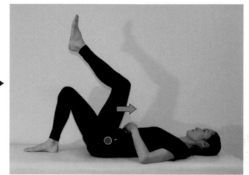

圖6-11 髖關節屈曲肌群的運動（近端操作）
如果是因為近端操作而獲得良好的動作，則以髂骨為支點，進行讓髂腰肌止端往起端方向收縮的運動。

● 支點
← 運動方向

股直肌
【起端】髂前下棘、髖臼上緣。

股內側肌
【起端】粗線的內側唇、轉子間線的遠端部位。

股外側肌
【起端】粗線的外側唇、大轉子外側面。

股中間肌
【起端】股骨骨幹的前面。

【止端】經由髕韌帶止於脛骨粗隆（所有肌肉）；經由髕外側支持帶、髕內側支持帶止於脛骨粗隆左右的內髁、外髁（股內側肌、股外側肌）。

股四頭肌 {
股直肌
股中間肌（深層）
股內側肌
股外側肌
}

圖6-12 膝關節伸展肌群（股四頭肌）

膝關節伸展肌群擴展運動分為以小腿為支點引導出讓大腿接近小腿的肌肉收縮，以及以大腿為支點引導出讓小腿接近大腿的肌肉收縮兩種情況。根據施行徒手誘導後的步態動作來決定要選擇哪種肌肉收縮。

　　如 **圖6-13** 徒手誘導各自施行遠端操作及近端操作之後，觀察患者步態，<u>評估哪種方式能誘導讓活動重心移動順暢、軀幹列位偏移少、姿勢肌肉張力往適當的方向變化</u>。

　　如果是因為 **圖6-13 a** 一般的遠端操作而獲得良好的動作，那麼擴展運動以小腿為支點，重點進行讓股四頭肌起端往止端方向收縮的運動 **圖6-14** 、**圖6-15**。筆者會反覆此運動10～20次為1組，做1～3組。

治療：入谷式擴展運動

6

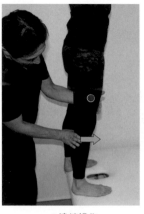

a：遠端操作

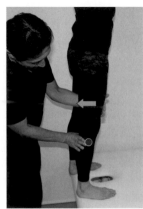
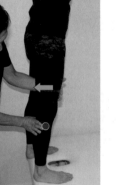

● 支點

← 誘導方向

b：近端操作

圖6-13 **膝關節伸展評估**
a：以大腿為支點操作小腿的誘導稱為遠端操作。
b：以小腿為支點操作大腿的誘導稱為近端操作。
實際施行方法已製成影片，歡迎掃描上記QR碼參閱。

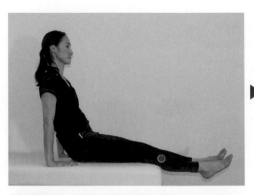

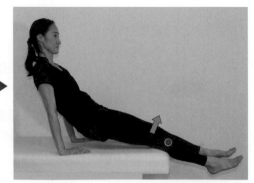

● 支點

← 運動方向

圖6-14 **膝關節伸展肌群的運動（遠端操作）**
如果是因為遠端操作而獲得良好的動作，則以小腿為支點，進行讓股四頭肌起端往止端方向收縮的運動。

此外，如果是因為 （圖6-13b） 一般的近端操作而獲得良好的動作，則以大腿為支點，重點進行讓股四頭肌止端往起端方向收縮的運動 （圖6-16） 、 （圖6-17） 。

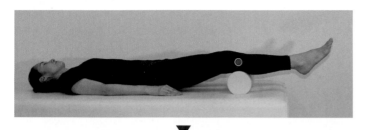

● 支點

⬅ 運動方向

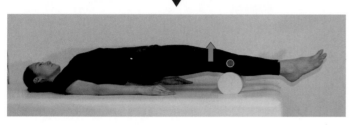

（圖6-15）

膝關節伸展肌群的運動（遠端操作，不同方法）

如果是因為遠端操作而獲得良好的動作，則以小腿為支點，進行讓股四頭肌起端往止端方向收縮的運動。

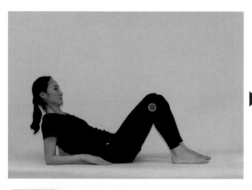

（圖6-16） **膝關節伸展肌群的運動（近端操作）**

如果是因為近端操作而獲得良好的動作，則以大腿為支點，進行讓股四頭肌止端往起端方向收縮的運動。

● 支點

⬅ 運動方向

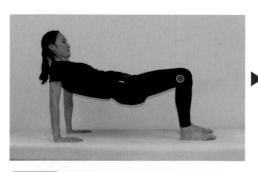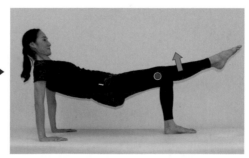

（圖6-17） **膝關節伸展肌群的運動（近端操作，不同方法）**

如果是因為近端操作而獲得良好的動作，則以大腿為支點，進行讓股四頭肌止端往起端方向收縮的運動。

● 支點

⬅ 運動方向

③ 踝關節底屈肌群

踝關節底屈肌群的小腿三頭肌主要起於小腿及大腿遠端部位，止於跟骨粗隆 **圖6-18**，所以要根據小腿三頭肌的起端止端，讓聯動模式中的踝關節底屈肌群收縮。

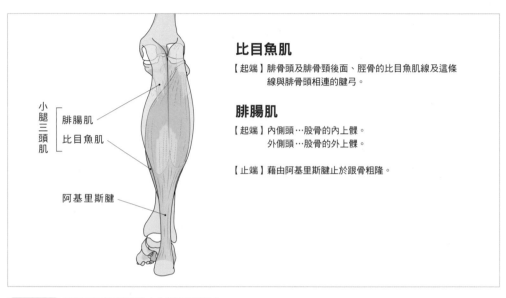

比目魚肌

【起端】腓骨頭及腓骨頸後面、脛骨的比目魚肌線及這條線與腓骨頭相連的腱弓。

腓腸肌

【起端】內側頭…股骨的內上髁。
外側頭…股骨的外上髁。

【止端】藉由阿基里斯腱止於跟骨粗隆。

小腿三頭肌 — 腓腸肌 比目魚肌

阿基里斯腱

圖6-18 踝關節底屈肌群（小腿三頭肌）

踝關節底屈肌群擴展運動分為以足部為支點引導出讓小腿接近足部的肌肉收縮，以及以小腿為支點引導出讓足部接近小腿的肌肉收縮兩種情況。根據施行徒手誘導後的步態動作來決定要選擇哪種肌肉收縮。

如 **圖6-19** 徒手誘導各自施行遠端操作及近端操作之後，觀察患者步態，<u>評估哪種方式能誘導讓活動重心移動順暢、軀幹列位偏移少、姿勢肌肉張力往適當的方向變化</u>。

如果是因為 **圖6-19 a** 一般的遠端操作而獲得良好的動作，那麼擴展運動以足部為支點，重點進行讓小腿三頭肌起端往止端方向收縮的運動 **圖6-20**。筆者會反覆此運動10～20次為1組，做1～3組。

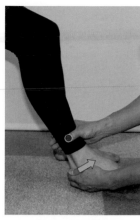

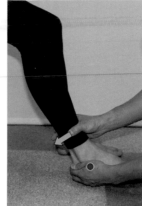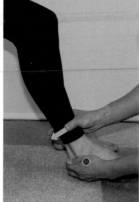

●　支點

◀──　誘導方向

a：遠端操作　　　　　　　　　　　b：近端操作

圖6-19　踝關節底屈評估

a：以小腿為支點操作足部的誘導稱為遠端操作。
b：以足部為支點操作小腿的誘導稱為近端操作。
實際施行方法已製成影片，歡迎掃描上記QR碼參閱。

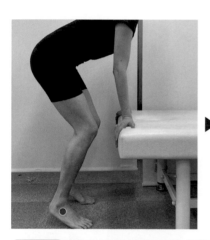

●　支點

◀──　運動方向

圖6-20　踝關節底屈肌群的運動（遠端操作）

如果是因為遠端操作而獲得良好的動作，則以足部為支點，進行讓小腿三頭肌起端往止端方向收縮的運動。

此外，如果是因為 圖6-19b 一般的近端操作而獲得良好的動作，則以小腿為支點，重點進行讓小腿三頭肌止端往起端方向收縮的運動 圖6-21 、 圖6-22 。

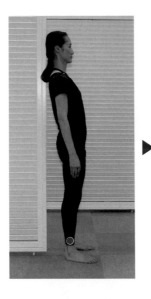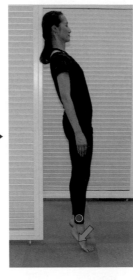

● 支點

← 運動方向

圖6-21 踝關節
底屈肌群的運動（近端操作）
如果是因為近端操作而獲得良好的動作，則以小腿為支點，進行讓小腿三頭肌止端往起端方向收縮的運動。

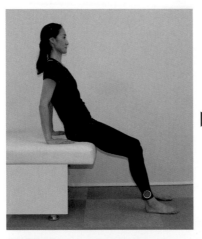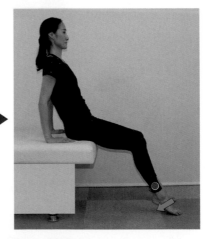

● 支點

← 運動方向

圖6-22 踝關節底屈肌群的運動（近端操作，不同方法）
如果是因為近端操作而獲得良好的動作，則以小腿為支點，進行讓小腿三頭肌止端往起端方向收縮的運動。

2）髂骨後傾類型擴展運動之實務

髂骨後傾有誘導大腿及小腿的遠端部分往前方移動、誘導大腿及小腿的近端部分往後方移動的作用 圖6-23 。此外這種誘導在步行動作中，會讓站立後半期的動作處於強勢，促進髖關節伸展、膝關節屈曲、踝關節背屈的聯動。因此筆者根據此作用，如下列介紹的方法施行髖關節伸展肌群、膝關節屈曲肌群、踝關節背屈肌群的肌肉收縮。

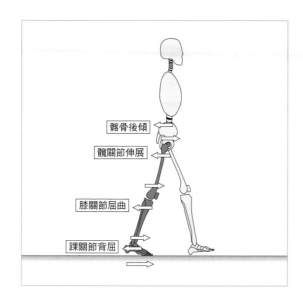

圖6-23 髂骨後傾類型

① 髖關節伸展肌群

髖關節伸展肌群的臀肌群主要起於骨盆，止於大轉子處 圖6-24 ，所以要根據臀肌群的起端止端，讓聯動模式中的髖關節伸展肌群收縮。

髖關節伸展肌群擴展運動分為以大腿為支點引導出讓髂骨接近大腿的肌肉收縮，以及以髂骨為支點引導出讓大腿接近髂骨的肌肉收縮兩種情況。根據施行徒手誘導後的步態動作來決定要選擇哪種肌肉收縮。

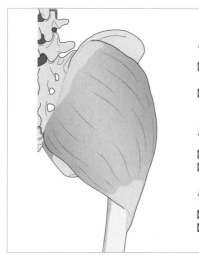

臀大肌

【起端】薦骨後面的側邊、髂骨臀肌面的後方（臀後線的後方）、胸腰肌膜及薦結節韌帶。
【止端】上方部分纖維…髂脛束。
　　　　下方部分纖維…臀肌粗隆。

臀中肌

【起端】髂骨臀肌面（臀前線與臀後線之間，髂嵴下方）。
【止端】股骨大轉子的外側面。

臀小肌

【起端】髂骨臀肌面（臀中肌起端的下方）。
【止端】股骨大轉子的前外側面

圖6-24 髖關節伸展肌群（臀肌群）

如 圖6-25 徒手誘導各自施行遠端操作及近端操作之後，觀察患者步態，評估哪種方式能誘導讓活動重心移動順暢、軀幹列位偏移少、姿勢肌肉張力往適當的方向變化。

如果是因為 圖6-25 a 一般的遠端操作而獲得良好的動作，那麼擴展運動以大腿為支點，重點進行讓臀肌群起端往止端方向收縮的運動 圖6-26 。筆者會反覆此運動10～20次為1組，做1～3組。

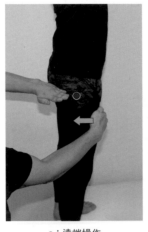

a：遠端操作

● 支點
◀ 誘導方向

b：近端操作

圖6-25 **髖關節伸展評估**
a：以髂骨為支點操作大腿的誘導稱為遠端操作。
b：以大腿為支點操作髂骨的誘導稱為近端操作。
實際施行方法已製成影片，歡迎掃描上記QR碼參閱。

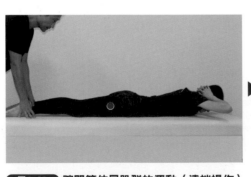

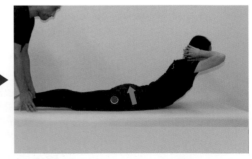

圖6-26 **髖關節伸展肌群的運動（遠端操作）**
如果是因為遠端操作而獲得良好的動作，則以大腿為支點，進行讓臀肌群起端往止端方向收縮的運動。

● 支點
◀ 運動方向

治療：入谷式擴展運動

6

此外，如果是因為 圖6-25 b 一般的近端操作而獲得良好的動作，則以髂骨為
支點，重點進行讓臀肌群止端往起端方向收縮的運動 圖6-27 ～ 圖6-29 。

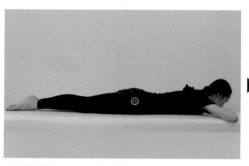
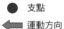

圖6-27 髖關節伸展肌群的運動（近端操作）
如果是因為近端操作而獲得良好的動作，則以髂骨為支點，進行讓臀肌群止端往
起端方向收縮的運動。

● 支點
◀ 運動方向

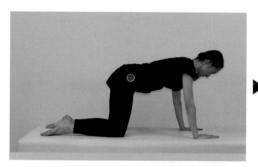
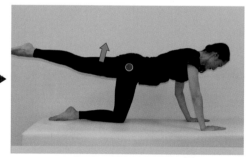
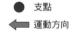

圖6-28 髖關節伸展肌群的運動（近端操作，不同方法1）
如果是因為近端操作而獲得良好的動作，則以髂骨為支點，進行讓臀肌群止端往
起端方向收縮的運動。

● 支點
◀ 運動方向

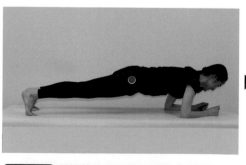
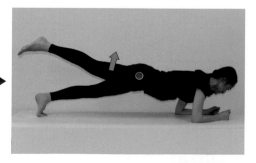

圖6-29 髖關節伸展肌群的運動（近端操作，不同方法2）
如果是因為近端操作而獲得良好的動作，則以髂骨為支點，進行讓臀肌群止端往
起端方向收縮的運動。

● 支點
◀ 運動方向

治療：入谷式擴展運動

6

② 膝關節屈曲肌群

膝關節屈曲肌群的大腿後肌群主要起於坐骨粗隆，止於小腿及腓骨的近端部位 **圖6-30**，所以要根據大腿後肌群的起端止端，讓聯動模式中的膝關節屈曲肌群收縮。

膝關節屈曲肌群擴展運動分為以小腿為支點引導出讓大腿接近小腿的肌肉收縮，以及以大腿為支點引導出讓小腿接近大腿的肌肉收縮兩種情況。根據施行

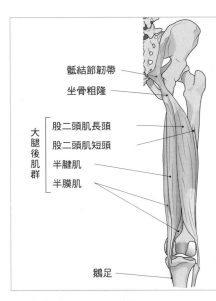

骶結節韌帶
坐骨粗隆

大腿後肌群
股二頭肌長頭
股二頭肌短頭
半腱肌
半膜肌

鵝足

股二頭肌
【起端】長頭：坐骨粗隆、薦結節韌帶（與半腱肌起端結合為共同頭）
短頭：股骨粗線中央1/3的外側唇
【止端】腓骨頭

半膜肌
【起端】坐骨粗隆
【止端】脛骨內髁、膕斜韌帶、膕肌的肌膜（深鵝足）

半腱肌
【起端】坐骨粗隆、薦結節韌帶（與股二頭肌長頭起端結合為共同頭）
【止端】附著在脛骨粗隆內側形成鵝足（淺鵝足，與股薄肌、縫匠肌的止端肌腱結合）

圖6-30 膝關節屈曲肌群

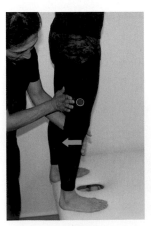

a：遠端操作

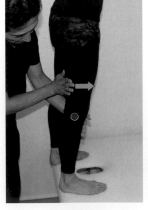

b：近端操作

圖6-31 膝關節屈曲評估
a：以大腿為支點操作小腿的誘導稱為遠端操作。
b：以小腿為支點操作大腿的誘導稱為近端操作。
實際施行方法已製成影片，歡迎掃描上記QR碼參閱。

● 支點

⬅ 誘導方向

徒手誘導後的步態動作來決定要選擇哪種肌肉收縮。

如 圖6-31 從下誘導各自施行遠端操作及近端操作之後，觀察患者步態，評估哪種方式能誘導讓活動重心移動順暢、軀幹列位偏移少、姿勢肌肉張力往適當的方向變化。

如果是因為 圖6-31 a 一般的遠端操作而獲得良好的動作，那麼擴展運動以小腿為支點，重點進行讓大腿後肌群起端往止端方向收縮的運動 圖6-32 、圖6-33 。筆者會反覆此運動10～20次為1組，做1～3組。

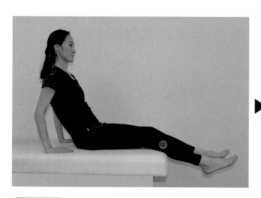

圖6-32 **膝關節屈曲肌群的運動（遠端操作）**
如果是因為遠端操作而獲得良好的動作，則以小腿為支點，進行讓大腿後肌群起端往止端方向收縮的運動。

● 支點
← 運動方向

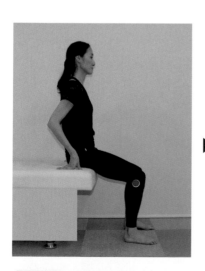
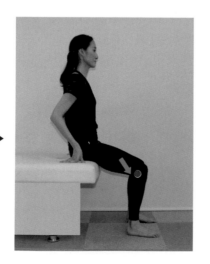

● 支點
← 運動方向

圖6-33 **膝關節屈曲肌群的運動（遠端操作，不同方法）**
如果是因為遠端操作而獲得良好的動作，則以小腿為支點，進行讓大腿後肌群起端往止端方向收縮的運動。

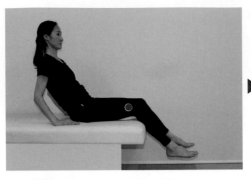
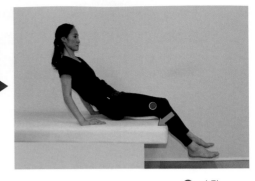

圖6-34 膝關節屈曲肌群的運動（近端操作）

如果是因為近端操作而獲得良好的動作，則以大腿為支點，進行讓大腿後肌群止端往起端方向收縮的運動。

● 支點

← 運動方向

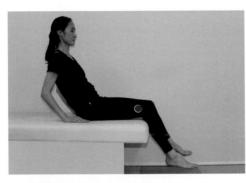
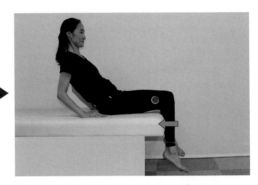

圖6-35 膝關節屈曲肌群的運動（近端操作，不同方法）

如果是因為近端操作而獲得良好的動作，則以大腿為支點，進行讓大腿後肌群止端往起端方向收縮的運動。

● 支點

← 運動方向

此外，如果是因為 **圖6-31 b** 一般的近端操作而獲得良好的動作，則以大腿為支點，重點進行讓大腿後肌群止端往起端方向收縮的運動 **圖6-34** 、 **圖6-35** 。

③ 踝關節背屈肌群

踝關節背屈肌群主要起於脛骨及腓骨頭，止於足部的足背及足底 **圖6-36** ，所以要根據踝關節背屈肌群的起端止端，讓聯動模式中的踝關節背屈肌群收縮。

踝關節背屈肌群擴展運動分為以足部為支點引導出讓小腿接近足部的肌肉收縮，以及以小腿為支點引導出讓足部接近小腿的肌肉收縮兩種情況。根據施行徒手誘導後的步態動作來決定要選擇哪種肌肉收縮。

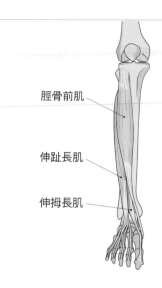

脛骨前肌

【起端】脛骨外側面上方2/3、小腿骨間膜、小腿肌膜最上方部分。
【止端】內側楔骨的內側面及足底面、第1蹠骨底的內側面。

伸趾長肌

【起端】脛骨外髁、腓骨頭、腓骨前緣、小腿骨間膜。
【止端】分成4條肌腱，止於第2～5趾的趾背腱膜、第2～5趾遠側趾骨底。

伸拇長肌

【起端】腓骨內側面中央1/3、小腿骨間膜。
【止端】拇趾的趾背腱膜及遠側趾骨底

脛骨前肌

伸趾長肌

伸拇長肌

圖6-36 踝關節背屈肌群

　如 **圖6-37** 徒手誘導各自施行遠端操作及近端操作之後，觀察患者步態，<u>評估哪種方式能誘導讓活動重心移動順暢、軀幹列位偏移少、姿勢肌肉張力往適當的方向變化。</u>

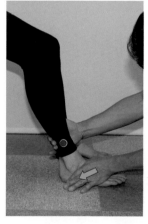

a：遠端操作

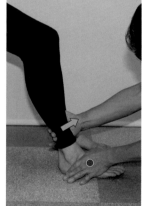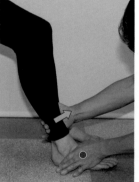

● 支點

⬅ 誘導方向

b：近端操作

圖6-37 踝關節背屈評估
a：以小腿為支點操作足部的誘導稱為遠端操作。
b：以足部為支點操作小腿的誘導稱為近端操作。
實際施行方法已製成影片，歡迎掃描上記QR碼參閱。

如果是因為 圖6-37a 一般的遠端操作而獲得良好的動作，那麼擴展運動以足部為支點，重點進行讓踝關節背屈肌群起端往止端方向收縮的運動 圖6-38 筆者會反覆此運動10～20次為1組，做1～3組。

　　此外，如果是因為 圖6-37b 一般的近端操作而獲得良好的動作，則以小腿為支點，重點進行讓踝關節背屈肌群止端往起端方向收縮的運動 圖6-39 。

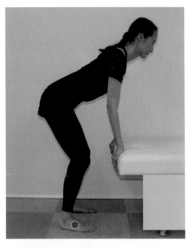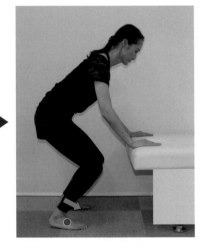

● 支點

⬅ 運動方向

圖6-38　踝關節背屈肌群的運動（遠端操作）
如果是因為遠端操作而獲得良好的動作，則以足部為支點，進行讓踝關節背屈肌群起端往止端方向收縮的運動。

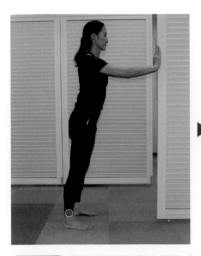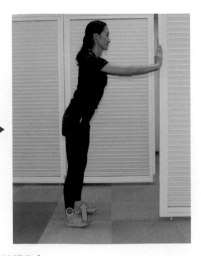

● 支點

⬅ 運動方向

圖6-39　踝關節背屈肌群的運動（近端操作）
如果是因為近端操作而獲得良好的動作，則以小腿為支點，進行讓踝關節背屈肌群止端往起端方向收縮的運動。

5. 具體方法（軀幹擴展運動）

　　軀幹的聯動模式如第4章「2. 骨盆的誘導評估中所提過的，會與薦骨姿勢聯動 **圖6-40**。筆者將伴隨薦骨前傾的下肢聯動模式稱為「薦骨前傾類型」，伴隨薦骨後傾的下肢聯動模式則稱為「薦骨後傾類型」。本項將說明如何引導出根據相對理論的軀幹肌肉收縮。

1）薦骨前傾類型擴展運動之實務

　　薦骨前傾有誘導腰椎、胸椎、頸椎的下方部分往後方移動、誘導腰椎、胸椎、頸椎的上方部分往前方移動的作用 **圖6-41**。此外這種誘導會促進腰椎屈曲、胸椎伸展、頸椎屈曲的聯動。因此筆者根據此作用，施行下列介紹的方法讓軀幹的肌肉收縮。

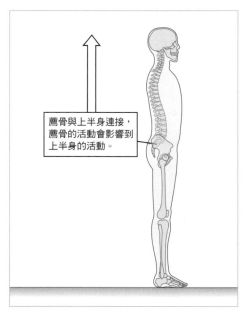

圖6-40 上半身的聯動模式

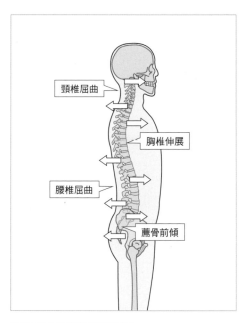

圖6-41 薦骨前傾類型

如果是誘導薦骨前傾良好的病例，可透過擴展運動促使腰椎屈曲、胸椎伸展、頸椎屈曲的聯動，提升軀幹的機能。

治療：入谷式擴展運動

6

① 腰椎屈曲肌群

腰椎屈曲肌群擴展運動分為以腰椎下方部分為支點引導出讓腰椎上方部分接近腰椎下方部分的肌肉收縮，以及以腰椎上方部分為支點引導出讓腰椎下方部分接近腰椎上方部分的肌肉收縮兩種情況。根據觸診後的自主運動情況來決定要選擇哪種肌肉收縮。

觸診如 圖6-42 a 一般從上往下的觸診稱為「往下操作」，而如 圖6-42 b 一般從下往上的觸診稱為「往上操作」。各自施行觸診中的下方操作及上方操作之後，讓患者自主屈曲腰椎。此時觀察運動容易度及順暢度，判斷哪種操作效果良好，接著重點施行效果良好的運動。

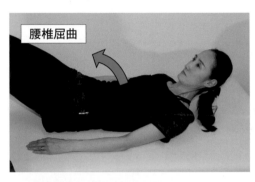

運動方向

誘導方向

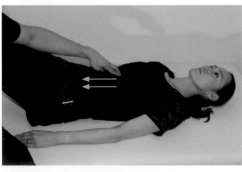
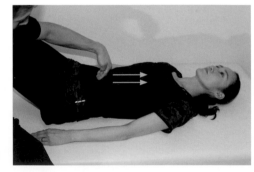

a：往下操作　　　　　　　　　　　　　　　b：往上操作

圖4-42 **腰椎屈曲評估（觸診）**
a：從上往下的觸診稱為往下操作。此時刺激的程度頂多是從皮膚上滑過，注意別引起肌肉緊繃。
b：從下往上的觸診稱為往上操作。
實際施行方法已製成影片，歡迎掃描上記QR碼參閱。

治療：入谷式擴展運動

6

如果是因為 圖6-42a 一般的往下操作而獲得良好的動作，那麼以腰椎下方部分為支點，重點進行讓腰椎上方部分靠近腰椎下方部分的腰椎屈曲運動 圖6-43 。筆者會反覆此運動10～20次為1組，做1～3組。

此外，如果是因為 圖6-42b 一般的往上操作而獲得良好的動作，則以腰椎上方部分為支點，重點進行讓腰椎下方部分靠近腰椎上方部分的腰椎屈曲運動 圖6-44 。

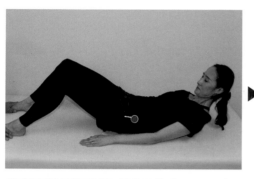
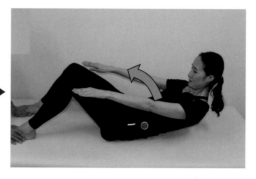

圖6-43 **腰椎屈曲肌群的運動（往下操作）**
如果是因為往下操作而獲得良好的動作，則以腰椎下方部分為支點，進行讓腰椎上方部分靠近腰椎下方部分的腰椎屈曲運動。

● 支點
← 運動方向

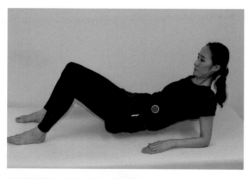
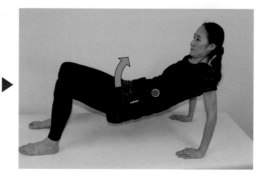

圖6-44 **腰椎屈曲肌群的運動（往上操作）**
如果是因為往上操作而獲得良好的動作，則以腰椎上方部分為支點，進行讓腰椎下方部分靠近腰椎上方部分的腰椎屈曲運動。

● 支點
← 運動方向

② 胸椎伸展肌群

胸椎伸展肌群擴展運動分為以胸椎下方部分為支點引導出讓胸椎上方部分接近胸椎下方部分的肌肉收縮，以及以胸椎上方部分為支點引導出讓胸椎下方部分接近胸椎上方部分的肌肉收縮兩種情況。根據觸診後的自主運動情況來決定要選擇哪種肌肉收縮。

如果是因為 **圖6-45 a** 一般的往下操作而獲得良好的動作，那麼以胸椎下方部分為支點，重點進行讓胸椎上方部分靠近胸椎下方部分的胸椎伸展運動 **圖6-46**。筆者會反覆此運動10～20次為1組，做1～3組。

此外，如果是因為 **圖6-45 b** 一般的往上操作而獲得良好的動作，則以胸椎上方部分為支點，重點進行讓胸椎下方部分靠近胸椎上方部分的胸椎伸展運動 **圖6-47**。

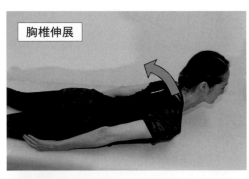

運動方向
誘導方向

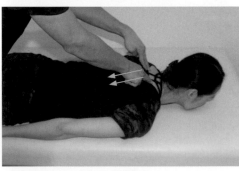

a：往下操作

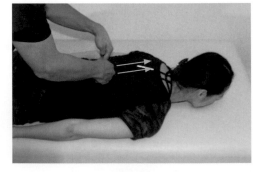

b：往上操作

圖6-45 胸椎伸展評估（觸診）
a：從上往下的觸診稱為往下操作。此時刺激的程度頂多是從皮膚上滑過，注意別引起肌肉緊繃。
b：從下往上的觸診稱為往上操作。
實際施行方法已製成影片，歡迎掃描上記QR碼參閱。

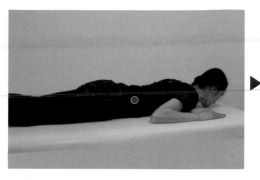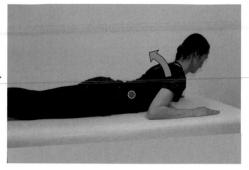

圖6-46 胸椎伸展肌群的運動（往下操作）

如果是因為往下操作而獲得良好的動作，則以胸椎下方部分為支點，進行讓胸椎
上方部分靠近胸椎下方部分的胸椎伸展運動。

● 支點

◀ 運動方向

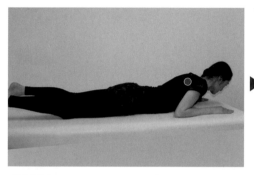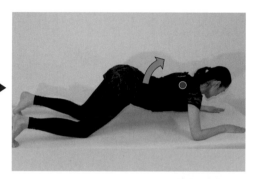

圖6-47 胸椎伸展肌群的運動（往上操作）

如果是因為往上操作而獲得良好的動作，則以胸椎上方部分為支點，進行讓胸椎
下方部分靠近胸椎上方部分的胸椎伸展運動。

● 支點

◀ 運動方向

治療：入谷式擴展運動

③ 頸椎屈曲肌群

頸椎屈曲肌群擴展運動分為以頸椎下方部分為支點引導出讓頸椎上方部分接近頸椎下方部分的肌肉收縮，以及以頸椎上方部分為支點引導出讓頸椎下方部分接近頸椎上方部分的肌肉收縮兩種情況。根據觸診後的自主運動情況來決定要選擇哪種肌肉收縮。

如果是因為 **圖6-48 a** 一般的往下操作而獲得良好的動作，那麼以頸椎下方部分為支點，重點進行讓頸椎上方部分靠近頸椎下方部分的頸椎屈曲運動 **圖6-49**。筆者會反覆此運動10～20次為1組，做1～3組。

此外，如果是因為 **圖6-48 b** 一般的往上操作而獲得良好的動作，則以頸椎上方部分為支點，重點進行讓頸椎下方部分靠近頸椎上方部分的頸椎屈曲運動 **圖6-50**。

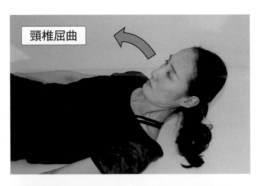

→ 運動方向
⇨ 誘導方向

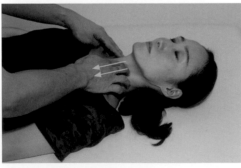

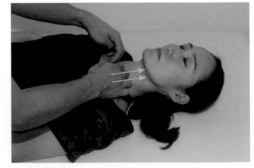

a：往下操作　　　　　　　　　　　　　　b：往上操作

圖6-48 **頸椎屈曲評估（觸診）**

a：從上往下的觸診稱為往下操作。此時刺激的程度頂多是從皮膚上滑過，注意別引起肌肉緊繃。
b：從下往上的觸診稱為往上操作。
實際施行方法已製成影片，歡迎掃描上記QR碼參閱。

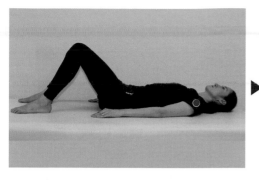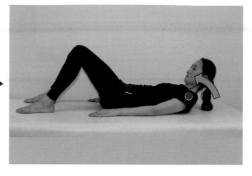

圖6-49 頸椎屈曲肌群的運動（往下操作）

如果是因為往下操作而獲得良好的動作，則以頸椎下方部分為支點，進行讓頸椎
上方部分靠近頸椎下方部分的頸椎屈曲運動。

● 支點

⬅ 運動方向

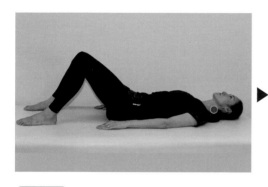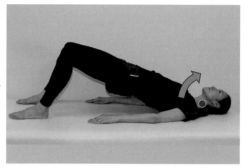

圖6-50 頸椎屈曲肌群的運動（往上操作）

如果是因為往上操作而獲得良好的動作，則以頸椎上方部分為支點，進行讓頸椎
下方部分靠近頸椎上方部分的頸椎屈曲運動。

● 支點

⬅ 運動方向

2）薦骨後傾類型擴展運動之實務

薦骨後傾有誘導腰椎、胸椎、頸椎的下方部分往前方移動、誘導腰椎、胸椎、頸椎的上方部分往後方移動的作用（圖6-51）。此外這種誘導會促進腰椎伸展、胸椎屈曲、頸椎伸展的聯動。因此筆者根據此作用，施行下列介紹的方法讓軀幹的肌肉收縮。

① 腰椎伸展肌群

腰椎伸展肌群擴展運動分為以腰椎下方部分為支點引導出讓腰椎上方部分接近腰椎下方部分的肌肉收縮，以及以腰椎上方部分為支點引導出讓腰椎下方部分接近腰椎上方部分的肌肉收縮兩種情

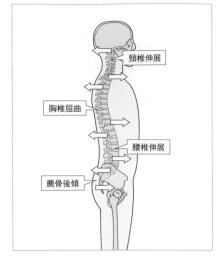

圖6-51　薦骨後傾類型
如果是誘導薦骨後傾良好的病例，可透過擴展運動促使腰椎伸展、胸椎屈曲、頸椎伸展的聯動，提升軀幹的機能。

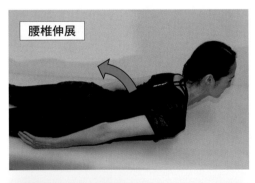

運動方向
誘導方向

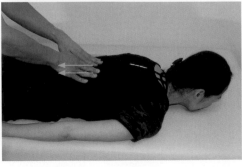

a：往下操作

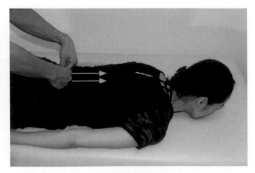

b：往上操作

圖6-52　腰椎伸展評估（觸診）
a：從上往下的觸診稱為往下操作。此時刺激的程度頂多是從皮膚上滑過，注意別引起肌肉緊繃。
b：從下往上的觸診稱為往上操作。
實際施行方法已製成影片，歡迎掃描上記QR碼參閱。

況。根據觸診後的自主運動情況來決定要選擇哪種肌肉收縮。

如果是因為 **圖6-52a** 一般的往下操作而獲得良好的動作，那麼以腰椎下方部分為支點，重點進行讓腰椎上方部分靠近腰椎下方部分的腰椎伸展運動 **圖6-53**。筆者會反覆此運動10～20次為1組，做1～3組。

此外，如果是因為 **圖6-52b** 一般的往上操作而獲得良好的動作，則以腰椎上方部分為支點，重點進行讓腰椎下方部分靠近腰椎上方部分的腰椎伸展運動 **圖6-54**。

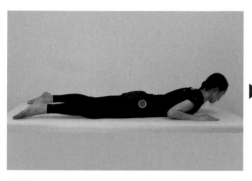
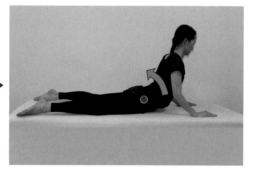

圖6-53 **腰椎伸展肌群的運動（往下操作）**
如果是因為往下操作而獲得良好的動作，則以腰椎下方部分為支點，進行讓腰椎上方部分靠近腰椎下方部分的腰椎伸展運動。

● 支點

◀ 運動方向

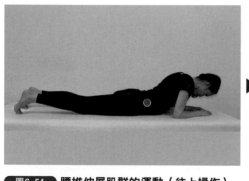
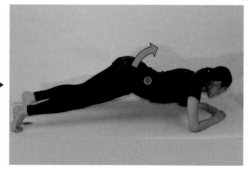

圖6-54 **腰椎伸展肌群的運動（往上操作）**
如果是因為往上操作而獲得良好的動作，則以腰椎上方部分為支點，進行讓腰椎下方部分靠近腰椎上方部分的腰椎伸展運動。

● 支點

◀ 運動方向

② 胸椎屈曲肌群

胸椎屈曲肌群擴展運動分為以胸椎下方部分為支點引導出讓胸椎上方部分接近胸椎下方部分的肌肉收縮，以及以胸椎上方部分為支點引導出讓胸椎下方部分接近胸椎上方部分的肌肉收縮兩種情況。根據觸診後的自主運動情況來決定要選擇哪種肌肉收縮。

如果是因為 圖6-55a 一般的往下操作而獲得良好的動作，那麼以胸椎下方部分為支點，重點進行讓胸椎上方部分靠近胸椎下方部分的胸椎屈曲運動 圖6-56 。筆者會反覆此運動10～20次為1組，做1～3組。

此外，如果是因為 圖6-55b 一般的往上操作而獲得良好的動作，則以胸椎上方部分為支點，重點進行讓胸椎下方部分靠近胸椎上方部分的胸椎屈曲運動 圖6-57 。

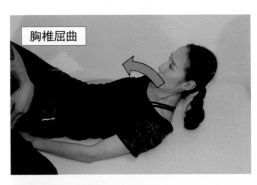

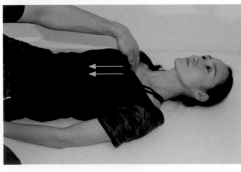

運動方向
誘導方向

a：往下操作　　　　　　　　　　　b：往上操作

圖6-55 **胸椎屈曲評估（觸診）**
a：從上往下的觸診稱為往下操作。此時刺激的程度頂多是從皮膚上滑過，注意別引起肌肉緊繃。
b：從下往上的觸診稱為往上操作。
實際施行方法已製成影片，歡迎掃描上記QR碼參閱。

治療：入谷式擴展運動

6

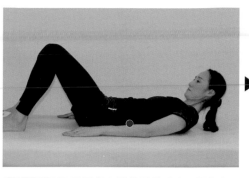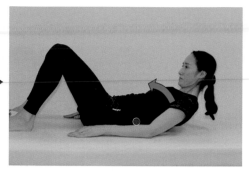

圖6-56 胸椎屈曲肌群的運動（往下操作）

如果是因為往下操作而獲得良好的動作，則以胸椎下方部分為支點，進行讓胸椎
上方部分靠近胸椎下方部分的胸椎屈曲運動。

● 支點

⬅ 運動方向

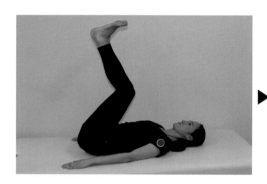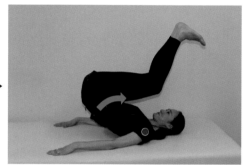

圖6-57 胸椎屈曲肌群的運動（往上操作）

如果是因為往上操作而獲得良好的動作，則以胸椎上方部分為支點，進行讓胸椎
下方部分靠近胸椎上方部分的胸椎屈曲運動。

● 支點

⬅ 運動方向

治療：入谷式擴展運動

6

③ 頸椎伸展肌群

頸椎伸展肌群擴展運動分為以頸椎下方部分為支點引導出讓頸椎上方部分接近頸椎下方部分的肌肉收縮，以及以頸椎上方部分為支點引導出讓頸椎下方部分接近頸椎上方部分的肌肉收縮兩種情況。根據觸診後的自主運動情況來決定要選擇哪種肌肉收縮。

如果是因為 **圖6-58 a** 一般的往下操作而獲得良好的動作，那麼以頸椎下方部分為支點，重點進行讓頸椎上方部分靠近頸椎下方部分的頸椎伸展運動 **圖6-59**。筆者會反覆此運動10～20次為1組，做1～3組。

此外，如果是因為 **圖6-58 b** 一般的往上操作而獲得良好的動作，則以頸椎上方部分為支點，重點進行讓頸椎下方部分靠近頸椎上方部分的頸椎伸展運動 **圖6-60**。

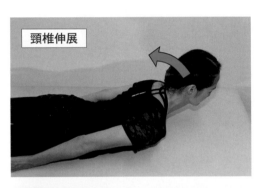

頸椎伸展

⬅ 運動方向
⬅ 誘導方向

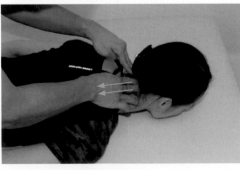
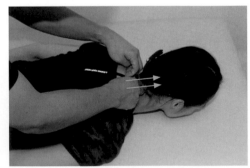

a：往下操作　　　　　　　　　　　　　　　　b：往上操作

圖6-58 **頸椎伸展評估（觸診）**
a：從上往下的觸診稱為往下操作。此時刺激的程度頂多是從皮膚上滑過，注意別引起肌肉緊繃。
b：從下往上的觸診稱為往上操作。
實際施行方法已製成影片，歡迎掃描上記QR碼參閱。

治療：入谷式擴展運動

6

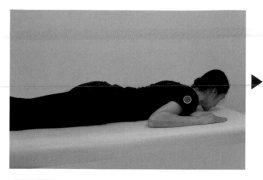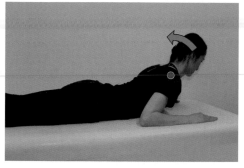

圖6-59 **頸椎伸展肌群的運動（往下操作）**

如果是因為往下操作而獲得良好的動作，則以頸椎下方部分為支點，進行讓頸椎
上方部分靠近頸椎下方部分的頸椎伸展運動。

● 支點

← 運動方向

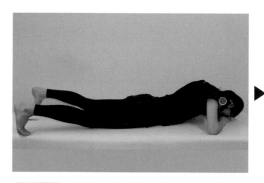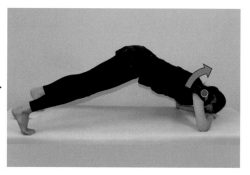

圖6-60 **頸椎伸展肌群的運動（往上操作）**

如果是因為往上操作而獲得良好的動作，則以頸椎上方部分為支點，進行讓頸椎
下方部分靠近頸椎上方部分的頸椎伸展運動。

● 支點

← 運動方向

治療：入谷式擴展運動

6. 總結

　　以上介紹了有關擴展運動的思路及實際操作方法。筆者推測，對閱讀到此處的讀者而言，很多地方難以理解吧。不過希望各位首先從實際在臨床上反覆實踐，感受其變化開始。事實上，一旦實踐了擴展運動，應該就能理解： 即使同一塊肌肉，也會因為以起端為支點進行肌肉收縮或者以止端為支點進行肌肉收縮的不同，使得收縮後的動作產生差異； 每個人都有各自應該重點施行的運動類型； 隨著阻抗的位置不同，收縮後的動作會產生差異。

　　在復健的範疇中，眾所周知肌肉收縮運動很重要，不過以往都是以增強肌力或重新學習收縮感覺為主體進行的。不用說，如此目的的運動有其必要，但是筆者認為，藉由有效地引導出每個患者的需求的關節運動或動作，能更有效率地活用肌肉收縮運動的方法也很重要。

　　希望讀者們能根據前述內容，探索肌肉收縮與關節運動，以及身體動作間的關聯，如果能超越單純強化肌力的概念，助肌肉收縮運動發展一臂之力，甚是萬幸。

參考文獻

1）入谷誠：入谷式足底板セミナー - 上級編 - 資料．身体運動学的アプローチ研究会後援，2014.
2）Kapandji IA：カパンディ関節の生理学Ⅱ下肢．荻島秀男（監訳），医歯薬出版，東京，1986.
3）Neumann DA：筋骨格系のキネシオロジー．嶋田智明，他（監訳），医歯薬出版，東京，2013.

第 **7** 章

治療：
應用入谷式
皮膚誘導的治療

入谷 誠
園部 俊晴

1. 入谷式皮膚誘導的原則

　　理解入谷式皮膚誘導的原則在臨床上非常有用，本原則不限於貼紮，可廣泛應用於各式各樣的治療手技。首先，為了理解本原則，請各位看到 **圖7-1** ，**圖7-1** 說明了入谷式皮膚誘導的原則，以下說明圖中a～c的內容：

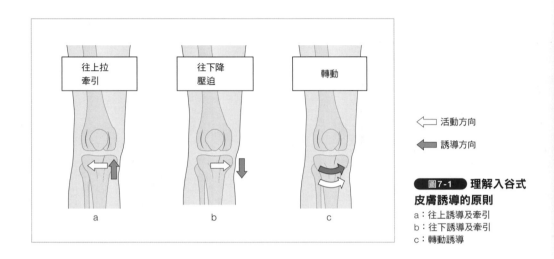

往上拉　牽引　　往下降　壓迫　　轉動

⇦ 活動方向
◀ 誘導方向

a　　　　b　　　　c

圖7-1 理解入谷式皮膚誘導的原則
a：往上誘導及牽引
b：往下誘導及牽引
c：轉動誘導

a）往上誘導及牽引

　　一旦誘導皮膚往上，誘導部位的骨頭就會往對側移動。此外，牽引刺激皮膚也有同樣的作用。比方說誘導腰部的皮膚往上（或是施加牽引刺激），便能誘導腰椎往前彎的方向移動 **圖7-2a** 。

b）往下誘導及牽引

　　一旦誘導皮膚往下，誘導部位的骨頭就會往同側移動。此外，壓迫刺激皮膚也有同樣的作用。比方說誘導腰部的皮膚往下（或是施加壓迫刺激），便能誘導腰椎往後彎的方向移動 **圖7-2b** 。

c）轉動誘導

　　骨頭的轉動運動與皮膚的轉動誘導方向一致，比方說如果誘導小腿皮膚往內轉方向移動，小腿會產生內轉作用 **圖7-2c** 。

　　透過理解入谷式皮膚誘導的原則，便能廣泛應用於「貼紮」、「肌力運動」、「徒手誘導」、「製作墊片」、「動作與評估」等方面。以下介紹應用入谷式皮膚誘導的治療方法。

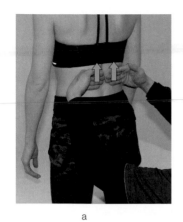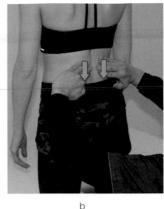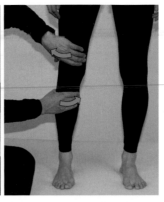

a b c

圖7-2　入谷式皮膚誘導的原則

a：一旦誘導皮膚往上，誘導部位的骨頭就會往對側移動。
b：一旦誘導皮膚往下，誘導部位的骨頭就會往同側移動。
c：骨頭的轉動運動與皮膚的轉動誘導方向一致。
實際施行方法已製成影片，歡迎掃描右側QR碼參閱。

2. 肌能系貼紮技術

　　藉由貼紮，可調整關節列位或維持良好的姿勢。筆者施行貼紮時必定會進行
皮膚誘導（也包含徒手誘導），確認皮膚誘導的方向能誘導良好的活動。如果能
因為皮膚誘導獲得良好的動作或改善症狀，便根據其誘導方向，貼紮時施加張
力貼上。

1）基於入谷式皮膚誘導之貼紮實務

　　根據皮膚誘導的原則，為了在臨床上應用肌能系貼紮技術，以下介紹好幾個
筆者經常使用的方法。

2）針對踝關節底屈、背屈的貼紮技術

　　如果想引導出踝關節背屈的動作，可以利用誘導距骨往後方移動或者誘導小
腿往前方移動的手技。評估確認過哪種誘導能引導出良好的動作之後，再加以
貼紮　**圖7-3**　。比方說如果是利用誘導距骨往後方移動而引導出良好的動作，
那麼貼紮時便從跗蹠關節附近朝向距骨稍微施加張力貼上　**圖7-3 a**　，這時候要
小心別貼到踝關節前方的皺褶[※]。此外，如果是利用誘導小腿往前方移動而引
導出良好的動作，那麼貼紮時便從小腿近端部位朝遠端方向稍微施加張力貼上
圖7-3 b　。

踝關節背屈貼紮的不同方法還有從足部或小腿後面貼起，也能獲得相同的效果 **圖7-4** 。

※ 貼紮的注意事項：如果貼到背屈時踝關節前面產生的皺紋，背屈時會產生阻抗感、妨礙良好的動作產生，因此有必要小心。

如果想引導出踝關節底屈的動作，可以利用誘導距骨往前方移動或者誘導小腿往後方移動的手技。評估確認過哪種誘導能引導出良好的動作之後，再加以貼紮 **圖7-5** 。比方說如果是利用誘導距骨往前方移動而引導出良好的動

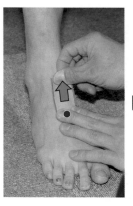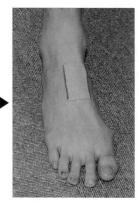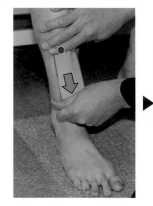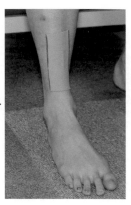

a：誘導距骨往後方移動　　　　　　　　　　　b：誘導小腿往前方移動

圖7-3 **針對踝關節背屈的貼紮法（身體前方）**　　　　　　● 支點

a：如果是利用誘導距骨往後方移動而引導出良好的動作，那麼貼紮時便從蹠蹠關節附近朝向距骨稍微　　⬅ 誘導方向
　　施加張力貼上，這時候要小心別貼到踝關節。
b：如果是利用誘導小腿往前方移動而引導出良好的動作，那麼貼紮時便從小腿近端部位朝遠端方向稍
　　微施加張力貼上。

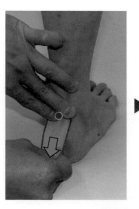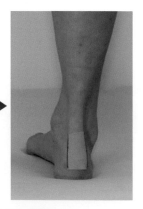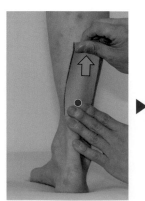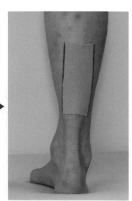

a：誘導距骨往後方移動　　　　　　　　　　　b：誘導小腿往前方移動

圖7-4 **針對踝關節背屈的貼紮法（身體後方）**　　　　　　● 支點

a：如果是利用誘導距骨往後方移動而引導出良好的動作，那麼貼紮時便從阿基里斯腱朝向跟骨稍微施　　⬅ 誘導方向
　　加張力貼上。
b：如果是利用誘導小腿往前方移動而引導出良好的動作，那麼貼紮時便從小腿遠端部位朝近端方向稍
　　微施加張力貼上。

治療：應用入谷式皮膚誘導的治療

7

作，那麼貼紮時便從距骨朝跗蹠關節稍微施加張力貼上，這時候也要小心別貼到踝關節前方的皺褶 图7-5 a 。此外，如果是利用誘導小腿往後方移動而引導出良好的動作，那麼貼紮時便從小腿遠端部位朝近端方向稍微施加張力貼上 图7-5 b 。

踝關節底屈貼紮的不同方法還有從足部或小腿後面貼起，也能獲得相同的效果 图7-6 。

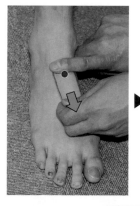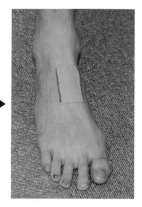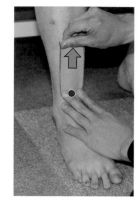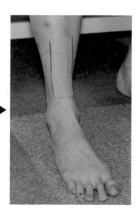

a：誘導距骨往前方移動　　　　　　　　　　　b：誘導小腿往後方移動

図7-5 針對踝關節底屈的貼紮法（身體前方）
a：如果是利用誘導距骨往前方移動而引導出良好的動作，那麼貼紮時便從距骨朝向跗蹠關節稍微施加張力貼上，這時候要小心別貼到踝關節。
b：如果是利用誘導小腿往後方移動而引導出良好的動作，那麼貼紮時便從小腿遠端部位朝近端方向稍微施加張力貼上。

 支點
 誘導方向

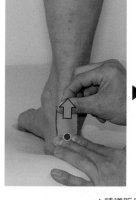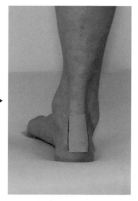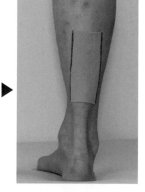

a：誘導距骨往前方移動　　　　　　　　　　　b：誘導小腿往後方移動

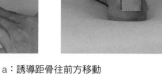

図7-6 針對踝關節底屈的貼紮法（身體後方）
a：如果是利用誘導距骨往前方移動而引導出良好的動作，那麼貼紮時便從跟骨朝向阿基里斯腱稍微施加張力貼上。
b：如果是利用誘導小腿往後方移動而引導出良好的動作，那麼貼紮時便從小腿近端部位朝遠端方向稍微施加張力貼上。

● 支點
← 誘導方向

3）針對膝關節屈曲伸展的貼紮技術

　　如果想引導出膝關節伸展的動作，可以利用誘導小腿往前方移動或者誘導大腿往後方移動的手技。評估確認過哪種誘導能引導出良好的動作之後，再加以貼紮 **圖7-7** 。比方說如果是利用誘導小腿往前方移動而引導出良好的動作，那麼貼紮時便從小腿近端部位朝遠端方向稍微施加張力貼上 **圖7-7 a** 。此外，如果是利用誘導大腿往後方移動而引導出良好的動作，那麼貼紮時便從大腿遠端部位朝近端方向稍微施加張力貼上 **圖7-7 b** 。

　　膝關節伸展貼紮的不同方法還有從小腿或大腿後面貼起，也能獲得相同的效果 **圖7-8** 。

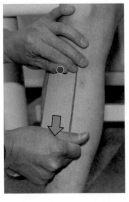 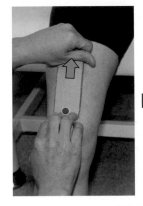 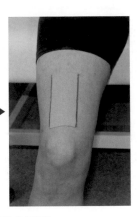

a：誘導小腿往前方移動　　　　　　　　　　　　b：誘導大腿往後方移動

圖7-7 **針對膝關節伸展的貼紮法（身體前方）**
a：如果是利用誘導小腿往前方移動而引導出良好的動作，那麼貼紮時便從小腿近端部位朝遠端方向稍微施加張力貼上。
b：如果是利用誘導大腿往後方移動而引導出良好的動作，那麼貼紮時便從大腿遠端部位朝近端方向稍微施加張力貼上。

● 支點
 誘導方向

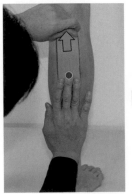 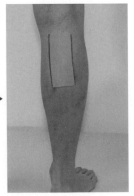 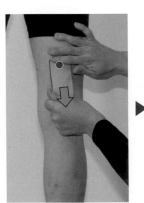 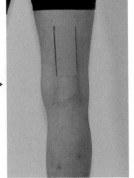

a：誘導小腿往前移動　　　　　　　　　　　　　b：誘導大腿往後移動

圖7-8 **針對膝關節伸展的貼紮法（身體後方）**
a：如果是利用誘導小腿往前方移動而引導出良好的動作，那麼貼紮時便從小腿遠端部位朝近端方向稍微施加張力貼上。
b：如果是利用誘導大腿往後方移動而引導出良好的動作，那麼貼紮時便從大腿進端部位朝遠端方向稍微施加張力貼上。

● 支點
 誘導方向

如果想引導出膝關節屈曲的動作，可以利用誘導小腿往後方移動或者誘導大腿往前方移動的手技。評估確認過哪種誘導能引導出良好的動作之後，再加以貼紮 **圖7-9** 。方說如果是利用誘導小腿往前後移動而引導出良好的動作，那麼貼紮時便從小腿遠端部位朝近端方向稍微施加張力貼上 **圖7-9 a** 。此外，如果是利用誘導大腿往前方移動而引導出良好的動作，那麼貼紮時便從大腿近端部位朝遠端方向稍微施加張力貼上 **圖7-9 b** 。

膝關節屈曲貼紮的不同方法還有從小腿或大腿後面貼起，也能獲得相同的效果 **圖7-10** 。

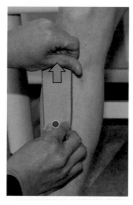 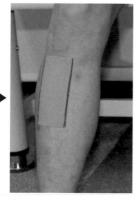 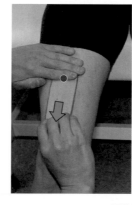 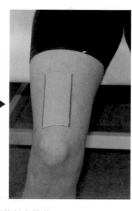

a：誘導小腿往後方移動　　　　　　　　　　b：誘導大腿往前方移動

圖7-9 **針對膝關節屈曲的貼紮法（身體前方）**
a：如果是利用誘導小腿往後方移動而引導出良好的動作，那麼貼紮時便從小腿遠端部位朝近端方向稍微施加張力貼上。
b：如果是利用誘導大腿往前方移動而引導出良好的動作，那麼貼紮時便從大腿近端部位朝遠端方向稍微施加張力貼上。

● 支點
 誘導方向

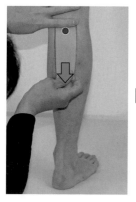 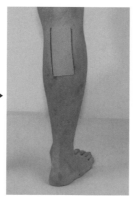 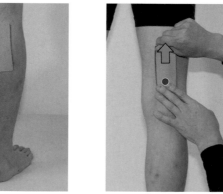 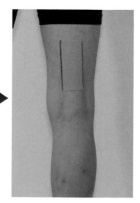

a：誘導小腿往後方移動　　　　　　　　　　b：誘導大腿往前方移動

圖7-10 **針對膝關節屈曲的貼紮法（身體後方）**
a：如果是利用誘導小腿往後方移動而引導出良好的動作，那麼貼紮時便從小腿近端部位朝遠端方向稍微施加張力貼上。
b：如果是利用誘導大腿往前方移動而引導出良好的動作，那麼貼紮時便從大腿遠端部位朝近端方向稍微施加張力貼上。

● 支點
 誘導方向

4）針對膝關節轉動的貼紮技術

　　幾乎所有患者進行膝節轉動誘導都是往內轉方向。如果想引導出膝關節內轉，可利用誘導小腿內轉或者誘導大腿外轉的手技。評估確認過哪種誘導能引導出良好的動作之後，再加以貼紮 **圖7-11** 比方說如果是利用誘導小腿內轉而引導出良好的動作，那麼貼紮時便從小腿外側部位朝內側方向稍微施加張力貼上 **圖7-11 a**。此外，如果是利用誘導大腿外轉而引導出良好的動作，那麼貼紮時便從大腿內側部位朝外側方向稍微施加張力貼上 **圖7-11 b**。

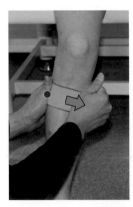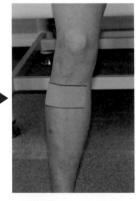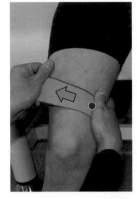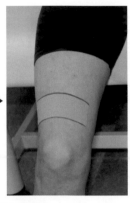

a：誘導小腿往後方移動　　　　　　　　　　　　　b：誘導大腿往前方移動

圖7-11 針對膝關節轉動的貼紮法（誘導膝關節內轉）　　　　　● 支點　　⬅ 誘導方向
a：如果是利用誘導小腿內轉而引導出良好的動作，那麼貼紮時便從小腿外側部位朝內側方向稍微施加張力貼上。
b：如果是利用誘導大腿外轉而引導出良好的動作，那麼貼紮時便從大腿內側部位朝外側方向稍微施加張力貼上。

3. 入谷式拉提貼紮技術

　　入谷式拉提貼紮可以局部牽引（拉提）皮膚，是筆者思考出的施加牽引刺激的技法 **圖7-12**。

　　對皮膚施加牽引刺激，有誘導該部位骨頭往反方向移動的作用（請參照P.178「1. 入谷式皮膚誘導的原則」）。透過利用這種貼紮法，尤其在相對理論類型化的動作中可以減輕下肢的力學負荷、抑制肌肉張力。此外，也有人以促進肌肉張力為目的來利用此貼紮法，視部位而定（請參照 **表7-1**）。

　　針對下肢的力學負荷施行拉提貼紮時，首先要透過步態分析評估能否藉由對皮膚施加牽引刺激來獲得良好的反應，這點很重要。筆者必定會透過施加皮膚

治療：應用入谷式皮膚誘導的治療

7

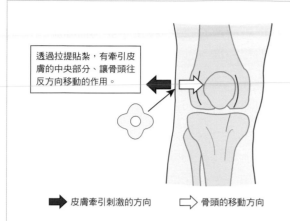
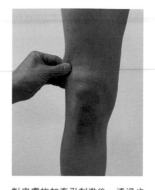

透過拉提貼紮，有牽引皮膚的中央部分、讓骨頭往反方向移動的作用。

對皮膚施加牽引刺激後，透過步態分析評估其反應。

➡ 皮膚牽引刺激的方向　⇨ 骨頭的移動方向

a：皮膚的牽引刺激與骨頭的移動方向　　　　b：實際誘導

圖7-12　入谷式拉提貼紮技術
入谷式拉提貼紮技術是筆者思考出能持續對皮膚施加牽引刺激的技法。
具體對皮膚施加牽引刺激的方法已製成影片，歡迎掃描上記QR碼參閱。

入谷式拉提貼紮的特色	
1. 不容易起疹子	可動範圍大的關節能貼紮5～7日左右。 可動範圍小的關節能貼紮15～30日左右。
2. 牽引刺激	能對皮膚施加牽引刺激。
3. 抑制肌肉張力	如果走路時反應良好，患者本人也能感受到肌肉沒那麼緊繃。
4. 誘導骨頭	透過皮膚的牽引刺激，會產生骨頭往牽引刺激反方向移動的作用。
5. 適用者廣泛	無論對健康者或病患都能減輕力學負荷。
6. 不適用的患者	如果對皮膚施加壓迫刺激比施加牽引刺激的反應還要良好， 則不用拉提貼紮，改施以不刺入皮膚的留置針。

表7-1　入谷式拉提貼紮的特色
這是為了避免皮膚起疹子等而思考出的方法。

※ 關於皮膚起疹子：由於使用肌能系貼紮是直接貼在皮膚上，無法避免起疹子等皮膚的問題。所以有必要使用保護皮膚的膠帶或考慮貼紮的日數等情況。各位必須知道，尤其在皮膚脆弱的部位會立刻出現起疹子等不適。

的牽引刺激以及後面介紹的壓迫刺激兩者，確認良好的動作變化及不良的動作變化。

實際施加牽引刺激的方法是輕巧且迅速地捏起皮膚給予刺激，接著透過步態分析掌握其反應。如果對皮膚施加牽引刺激能獲得良好的反應，則對該部位施以入谷式拉提貼紮，便能減輕下肢的力學負荷，或相對較容易抑制肌肉張力。但是如果施加壓迫刺激獲得的反應比施加皮膚牽引刺激更良好，那麼施加後述不刺入皮膚的留置針便可獲得良好的反應。

　　例如小腿近端部位的脛骨粗隆骨突炎，施行拉提貼紮後便能對小腿近端部位施加往後推擠的刺激，立刻改善疼痛。另一方面，同樣是小腿近端部位的疼痛中也有小腿近端部位往後方移動的病例，此時反而是施以不刺入皮膚的留置針，能施加刺激讓骨頭往前方移動，立刻改善疼痛（請參照「4. 不刺入皮膚的留置針」）。拉提貼紮的實際貼法及施行範例請各位參考 圖7-13 、 圖7-14 。

　　此外，以下統整了拉提貼紮的特色， 表7-1 也詳細介紹過其特色，希望各位一併參閱。

① 比起其他貼紮法不容易起疹子，關節活動大的關節可貼5～7天左右，關節活動小的關節可貼15～30天左右。
② 拉提貼紮有局部牽引（提起）皮膚的作用。
③ 對皮膚施加牽引刺激，可馬上判斷走路時的反應良莠。患者本人也能立刻感受到肌肉張力受到抑制。
④ 對皮膚施加牽引刺激之後若能獲得良好反應，再施以拉提貼紮。
⑤ 對皮膚施加牽引刺激，有誘導該部位骨頭往反方向移動的作用 圖7-12 。
⑥ 即使下肢有力學負荷，藉由對皮膚施加牽引刺激，幾乎所有患者在走路時都會產生明顯變化。
⑦ 如果施加壓迫刺激獲得的反應比施加皮膚牽引刺激更良好，最好施加後述不刺入皮膚的留置針。
⑧ 對小腿近端部位的脛骨粗隆骨突炎患者施行拉提貼紮後，便能對小腿近端部位施加往後推擠的刺激，立刻改善疼痛。另一方面，同樣是小腿近端部位的疼痛中也有小腿近端部位往後方移動的病例，此時反而是施以不刺入皮膚的留置針，能施加刺激讓骨頭往前方移動，立刻改善疼痛。因此必須視患者情況隨機應變。

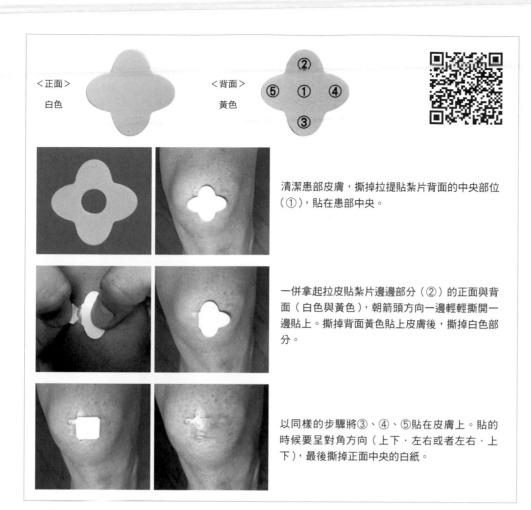

清潔患部皮膚，撕掉拉提貼紮片背面的中央部位（①），貼在患部中央。

一併拿起拉皮貼紮片邊邊部分（②）的正面與背面（白色與黃色），朝箭頭方向一邊輕輕撕開一邊貼上。撕掉背面黃色貼上皮膚後，撕掉白色部分。

以同樣的步驟將③、④、⑤貼在皮膚上。貼的時候要呈對角方向（上下，左右或者左右，上下），最後撕掉正面中央的白紙。

圖7-13 入谷式拉提貼紮的貼法
拉提貼紮的貼法已製成影片，歡迎掃描上記QR碼參閱。

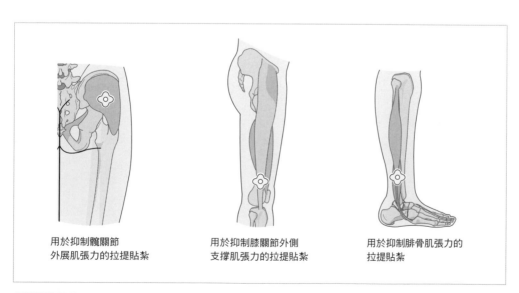

用於抑制髖關節外展肌張力的拉提貼紮

用於抑制膝關節外側支撐肌張力的拉提貼紮

用於抑制腓骨肌張力的拉提貼紮

圖7-14 施行拉提貼紮的範例

4. 不刺入皮膚的留置針

針刺治療時為了延續其效果，有時會施以留置針，且留置針的種類千變萬化。近年來也有不刺入皮膚的留置針，所以沒有針灸師資格的治療師也能使用。

筆者在應用不刺入皮膚的留置針時，學到了留置針時有局部壓迫（擠壓）皮膚的作用，因此現在會將其作為施加局部壓迫刺激的手段，應用在臨床上 **圖7-15**、**圖7-16**。

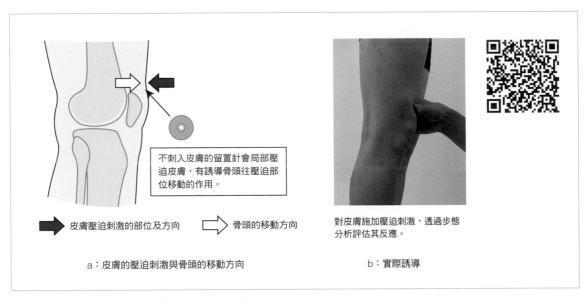

不刺入皮膚的留置針會局部壓迫皮膚，有誘導骨頭往壓迫部位移動的作用。

➡ 皮膚壓迫刺激的部位及方向　⇨ 骨頭的移動方向

對皮膚施加壓迫刺激，透過步態分析評估其反應。

a：皮膚的壓迫刺激與骨頭的移動方向　　　　b：實際誘導

圖7-15 不刺進皮膚的留置針
已知不刺入皮膚的留置針有持續對皮膚施加壓迫刺激的作用。
對皮膚施加壓迫刺激的具體方法已製成影片，歡迎掃描上記QR碼參閱。

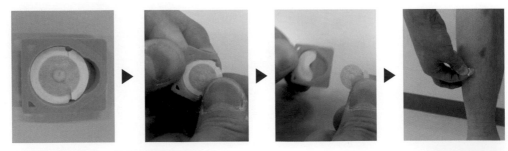

圖7-16 不刺入皮膚留置針的貼法
只需要從盒子中拿出不刺入皮膚的留置針貼在皮膚上，簡單方便，容易在臨床上使用。
此外，貼法已製成影片，歡迎掃描右側QR碼參閱。

對皮膚施加壓迫刺激，有誘導壓迫部位骨頭往同側方向移動的作用（請參閱 P178的「1. 入谷式皮膚誘導的原則」）。而且藉由使用這種留置針，在相對理論的類型化動作中，尤其能減輕下肢的力學負荷、抑制肌肉張力。此外，隨部位不同，也有人利用留置針促進肌肉張力（請參照 表7-2）。

不刺入皮膚留置針的特色	
1. 不容易起疹子	可動範圍大的關節能貼紮5～7日左右。 可動範圍小的關節能貼紮14日左右。
2. 壓迫刺激	能對皮膚施加壓迫（推擠）刺激。
3. 抑制肌肉張力	如果走路時反應良好，患者本人也能感受到肌肉沒那麼緊繃。
4. 誘導骨頭	透過皮膚的壓迫刺激，會產生骨頭往壓迫刺激同方向移動的作用。
5. 適用者廣泛	無論對健康者或病患都能減輕力學負荷。
6. 不適用的患者	如果對皮膚施加牽引刺激比施加壓迫刺激的反應還要良好，則不用不刺入皮膚的留置針，改施以拉提貼紮。

表7-2 **不刺入皮膚留置針的特色**
※ 物理治療師也能使用不刺入皮膚的留置針。

針對下肢的力學負荷施行不刺入皮膚的留置針時，首先要透過步態分析來評估能否藉由對皮膚施加壓迫刺激獲得良好的反應，這很重要。筆者必定會對皮膚施加壓迫刺激以及前述的牽引刺激兩者，確認良好的動作變化及不良的動作變化。

實際施加壓迫刺激的方法是輕巧且迅速地從垂直方向壓迫皮膚，接著透過步態分析掌握其反應。如果對皮膚施加壓迫刺激能獲得良好的反應，則對該部位施以不刺入皮膚的留置針，便能減輕下肢的力學負荷，或相對較容易抑制肌肉張力。這種不刺入皮膚的留置針對下肢前面及後面的力學負荷特別能感受到其效果。然而如果施加皮膚的牽引刺激比施加壓迫刺激能獲得更良好的反應，便施行前述的拉提貼紮，即可獲得良好的反應。不刺入皮膚的留置針實際貼法及施行範例請各位參考 圖7-16、圖7-17。

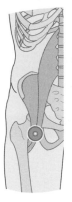 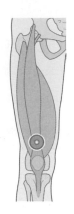 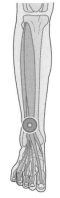

用來抑制髖關節
屈曲肌肉張力的
不刺入皮膚留置針

用來抑制膝關節
伸展肌肉張力的
不刺入皮膚留置針

用來抑制踝關節
背屈肌肉張力的
不刺入皮膚留置針

圖7-17 不刺入皮膚的留置針施行範例

　　此外，以下統整了不刺入皮膚留置針的特色，**表7-2** 也詳細介紹過其特色，希望各位一併參閱。

① 比起其他貼紮法不容易起疹子，關節活動大的關節可貼5～7天左右，關節活動小的關節可貼14天左右。

② 不刺入皮膚的留置針有局部壓迫（推擠）皮膚的作用。

③ 對皮膚施加壓迫刺激，可馬上判斷走路時的反應良莠。患者本人也能立刻感受到肌肉張力受到抑制。

④ 對皮膚施加壓迫刺激之後若能獲得良好反應，再施以不刺入皮膚的留置針。

⑤ 對皮膚施加壓迫刺激，有誘導該部位骨頭往同方向移動的作用（請參閱 **圖7-15**）。

⑥ 即使下肢有力學負荷，藉由對皮膚施加壓迫刺激，幾乎所有患者在走路時都會產生明顯變化。

⑦ 如果施加牽引刺激獲得的反應比施加皮膚壓迫刺激更良好，最好施加前述的拉提貼紮。

5. 總結

　　前面以貼紮法為中心介紹了入谷式皮膚誘導原則及其應用方法。入谷式皮膚誘導能輕鬆改變動作，臨床上不僅能應用於「貼紮」，還能應用於「徒手誘導」、「肌力運動」、「製作墊片」、「拉伸放鬆」等方面，範圍廣闊。如果這些方面也能活用皮膚誘導原則，應該會是讀者們擴展臨床成就一大助力。此外，貼紮的目的並非只停留在以往的誘導關節活動。入谷式皮膚誘導是以改變動作為主要目的，此概念正是入谷式治療的精髓，對每個患者不僅想誘導其關節運動，更重要的是努力有效地引導出目標動作。

　　總而言之，希望讀者們將本章的「入谷式皮膚誘導」及第4章說明過的「徒手誘導」等方法一邊融入臨床實務，一邊培養力學方面推理的思考能力。筆者認為一旦真正學會力學方面推理的思考過程，便能無限擴大臨床的可能性。

參考文獻

1）入谷誠：入谷式足底板セミナー‧上級編‧資料．身体運動学的アプローチ研究会後援，2014.
2）園部俊晴：皮膚の誘導とインソール，テープ，エクササイズで対応-軽い皮膚への刺激で評価し姿勢と身体のバランスを改善する．スポーツメディスン30(3):9-14,2018.

治療：應用入谷式皮膚誘導的治療

7

治療：應用入谷式皮膚誘導的治療

7

第8章
疾病別
主要問題點
與改善切入點

入谷 誠
園部 俊晴

本章將針對臨床上經常遇到的疾病提供筆者們的思路。正如前面說明過的，單看疾病名稱就施行治療法，說到底在臨床上是解決不了問題的。因此本章將列出各疾病的特徵及原因，根據其特徵及原因說明「治療目標」為何。

臨床實務在評估各病例時，可明確訂定每個人的治療目標、施行治療的能力很重要。如果治療師們能將以往說明過的入谷式治療概念應用於治療目標中，實數萬幸。

1. 髖關節疾病

1）變形性髖關節炎

變形性髖關節炎可分為原因不明的原發性髖關節炎，以及起因於基礎疾病的續發性髖關節炎。續發性髖關節炎的原因有：先天性髖關節脫臼、小兒股骨頭缺血性壞死（Legg-Calve-Perthes disease）、股骨頭骨骺滑脫症、敗血性髖關節炎、慢性風濕性關節炎、血友病、骨骼系統疾病、股骨頭缺血性壞死、骨折、脫臼等等。日本不同於歐美，原發性髖關節炎很少見，幾乎都是起因於先天性髖關節脫臼或髖臼發育不良的續發性髖關節炎（脫臼性髖關節炎）。症狀主要是疼痛、跛行、運動受限，也可見到關節周圍肌肉萎縮、骨頭萎縮，發生於女性身上的數量壓倒性地多。

疼痛的原因為關節不相容引起的軟骨破壞、形成骨刺、由於骨囊腫形成關節無法順暢地活動、關節囊伸展性減少、骨內循環障礙、滑膜發炎、關節軟骨炎等等。此外髖臼唇斷裂或發炎也會產生疼痛。

本疾病經常可見到髖關節外展肌力低下的情況。一旦髖關節外展肌力低下，以患側單腳站立時便無法維持骨盆水平，擺動側骨盆會下沉，這種現象稱為德倫台連堡氏病徵（ 圖8-1 b ）。如果因為這種現象使得髖關節以內收位負重，會像 圖8-1 b 一般，髖關節的接觸面積變小，成為助長變形的要因。不僅如此，許多伴隨本疾病的病況與髖關節內收位負重有關，比方說許多本疾病患者有鼠蹊部疼痛，髖關節內收位負重會拉伸股直肌及髂腰肌等附著於股骨周圍的組織，成為鼠蹊部疼痛的要因。

再者，髖關節內收位負重會造成臀中肌及臀小肌等髖關節外展肌的肌肉張力持續高漲，也會在薦髂關節處產生過度的力學負荷[※]。由此可知，改善髖關節內收位負重是改善本疾病進展及疼痛的重點。

疾病別主要問題點與改善切入點

8

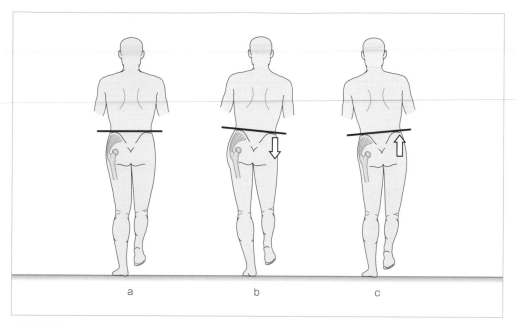

圖8-1　變形性髖關節炎的步態
a：正常情況下，即使單腳站立擺動側的骨盆也能維持平行地面。
b：德倫台連堡氏病徵中，患側單腳站立時擺動側的骨盆會下沉。
c：裘馨式病徵中，患側單腳站立時擺動側的骨盆會抬高。

※ 髖關節疼痛與薦髂關節疼痛：髖關節疼痛與薦髂關節疼痛由於各種原因所以在臨床上有關聯。因此患者主訴髖關節疼痛時，希望各位也評估疼痛是否源自薦髂關節。筆者會應用骨科測試的根斯倫氏測試及派翠克氏測試等來評估。

　　此外由於站立側代償骨盆下沉，因此也大多會讓軀幹往站立側傾斜，試圖維持平衡，這種現象稱為裘馨式病徵。此代償方法會讓軀幹的質量中心（COM）往站立側移動，可說是髖關節外展力矩的代償運動（ 圖8-1c ）。

　　本疾病惡化下去，大多會呈現德倫台連堡氏病徵或裘馨式病徵其中一種，又或者兩者皆有，就越來越不會使用到髖關節外展肌，讓變形或症狀隨之惡化。

　　由此可知，改善髖關節內收位負重、增加髖關節接觸面的同時，創造能使用臀中肌、臀大肌的環境，這些是本疾病的治療目標。

2. 膝關節疾病

1）髂脛束炎

　　髂脛束炎是田徑選手常見的運動傷害，起因為髂脛束與股骨外上髁的骨頭隆起處產生過度摩擦。

　　本疾病的力學負荷大多產生於站立前半期，冠狀面上的膝關節內翻、水平面上的大腿外轉及小腿內轉與髂脛束的拉伸及摩擦有關 **圖8-2**。除此之外，再加上伴隨著膝關節內翻位負重及身體重心往側邊偏移，增強了膝關節外翻力矩，讓膝關節的外側肌群及髂脛束產生強大的張力。這種張力又更助長了髂脛束與股骨外上髁之間的摩擦。

　　由此可知，<u>要讓站立後半期的活動比前半期更強勢，控制身體重心不往側邊偏移。除此之外，同時要控制相對於股骨的小腿內轉，藉由伸展緊繃的髂脛束減輕施加於髂脛束的機械應力，這些是本疾病的治療目標</u>。

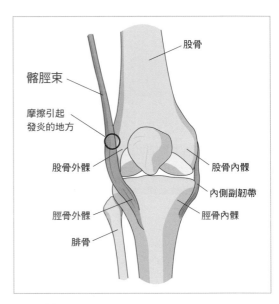

股骨
髂脛束
摩擦引起
發炎的地方
股骨外髁
股骨內髁
內側副韌帶
脛骨外髁
脛骨內髁
腓骨

圖8-2 髂脛束炎
力學負荷大多產生於站立前半期，冠狀面上的膝關節內翻、水平面上的大腿外轉及小腿內轉與髂脛束的拉伸及摩擦有關。

2）髕股關節障礙

　　髕股關節障礙是髕股關節相容性不良所產生的疾病，容易引起觸地踩踏時軟腳或髕骨脫臼。會在12～18歲左右首次發生，有好發於女性的傾向（男女比1：4）。

　　許多年輕人呈現 雞眼式髕骨（大腿內轉）的狀態，這樣會產生膝關節過度外轉，放大Q角度，也與併發後斜韌帶、鵝足炎（縫匠肌、股薄肌、半腱肌）、半膜肌等的障礙有關。

　　施加於髕股關節的負重位力學負荷大多在站立前半期產生，主要原因為水平面上的大腿內轉及小腿外轉 **圖8-3**。此外，膝關節輕度屈曲位負重或身體重心往後偏移引起膝關節伸展肌肌肉緊繃也是助長疼痛的要因。

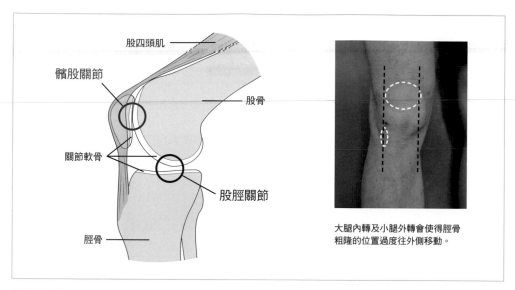

大腿內轉及小腿外轉會使得脛骨
粗隆的位置過度往外側移動。

圖8-3 髕股關節障礙
力學負荷大多在站立前半期產生，主要原因為水平面上的大腿內轉及小腿外轉。

由此可知，<u>要讓站立後半期的活動比前半期更強勢，控制身體重心不往後側偏移，同時要誘導往大腿外轉及小腿內轉方向的動作，再加上引導出矢狀面上髕骨活動性及膝關節伸展動作，這些是本疾病的治療目標</u>。

3）跳躍膝

跳躍膝、脛骨粗隆骨突炎為反覆跳躍或劇烈煞停的體育選手身上常見的膝關節伸展結構障礙。以髕骨下端疼痛為主體的髕韌帶炎稱為跳躍膝，廣義上也包含股四頭肌肌腱炎在內。脛骨粗隆骨突炎是發育期發生於脛骨粗隆部位的代表性骨骺疾病之一。

這兩種疾病都是以過剩的膝關節伸展力矩為基礎，施加所謂牽引力的機械應力在膝關節伸展結構上所產生的。

由此可知，<u>減輕膝關節伸展力矩的同時，要調整膝關節的不良列位，再加上拉伸緊繃的股直肌來減輕施加於髕韌帶的機械應力，這些是本疾病的治療目標</u>。

4）鵝足炎

鵝足是由股薄肌、半腱肌、縫匠肌等所形成的，這些肌肉過度緊繃會增加鵝足滑液囊的摩擦，便引起鵝足炎。根據近年來的研究，已知形成鵝足的肌肉中

與鵝足炎起因最有關係的是股薄肌。從這些資訊可想見本疾病的力學負荷與站立後半期的膝關節內翻力矩有關，再加上形成鵝足的肌群全都會因為小腿外轉受到拉伸，所以也與小腿過度外轉有關 圖8-4 。

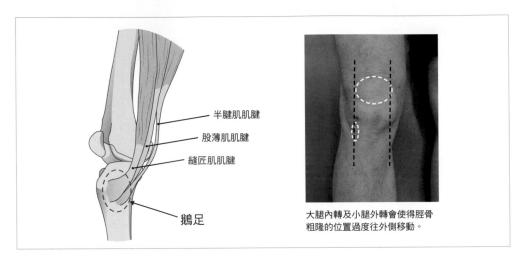

半腱肌肌腱

股薄肌肌腱

縫匠肌肌腱

鵝足

大腿內轉及小腿外轉會使得脛骨粗隆的位置過度往外側移動。

圖8-4 鵝足炎

股薄肌等形成鵝足的肌肉緊繃，會增大鵝足滑液囊的摩擦，讓滑液囊發炎。此外形成鵝足的肌群全都會因為小腿外轉受到拉伸，所以也與小腿過度外轉有關。

　　由此可知，減輕站立後半期膝關節內翻力矩的同時，要抑制小腿過度外轉，再加上拉伸緊繃的股薄肌來放鬆鵝足部位，這些是本疾病的治療目標。

5）變形性膝關節炎

　　變形性膝關節炎會由於各種因素發作，分為可認為是老化引起磨損現象的原發性膝關節炎，以及外傷發炎後遺症或全身性疾病症狀之一的續發性膝關節炎。最近已知原發性膝關節炎大多是生物力學要因所引起的續發性膝關節炎，也就是說，如果有下肢的骨性因素（小腿內轉、內翻膝、髖關節或踝關節機能不全），或者膝關節軟組織的因素（半月板損傷或韌帶障礙造成膝蓋不穩定），容易引起變形性膝關節炎。

　　膝蓋內側的關節軟骨磨損、內側副韌帶相對鬆弛，合併內翻變形的患者，在步態的站立期時膝蓋會往外側晃動，這稱為步態站立期的推擠（Thrust）現象。一般而言，腳跟觸地後可見到膝蓋內翻急遽增強的現象，然而臨床上觀察到的則是從站立初期出現，以及從站立中期後半出現的情況 圖8-5 。此外本疾病許多患者的膝關節伸展受限，這也是助長推擠現象的要因。

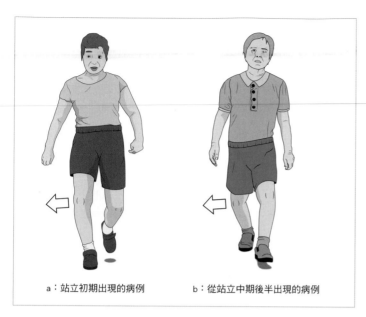

圖8-5

推擠（Thrust）現象
臨床上觀察到的推擠現象有從站立初期出現者（a），以及站立中期後半出現者（b）。

a：站立初期出現的病例　　　b：從站立中期後半出現的病例

由此可知，對本疾病的患者來說改善膝關節伸展受限，創造站立期時膝關節容易伸展的環境很重要。除此之外，針對站立初期就出現推擠現象的患者，要讓其站立後半期的活動比前半期更強勢，促使身體重心往前移動。

再者，針對站立中期後半出現推擠現象的患者，要讓其站立前半期的活動比後半期更強勢，這些是本疾病的治療目標。

3. 足部、踝關節疾病

1）阿基里斯腱炎

體育運動等反覆的負荷會使得阿基里斯腱發炎，病理學方面的變化可見到阿基里斯腱本身發炎（肌腱炎）、肌腱周圍肌膜發炎、肌腱細微斷裂、肌腱變性等情況。而症狀則是阿基里斯腱遠端部位在運動時疼痛，靜止時幾乎不會疼痛。此外，壓痛侷限於跟骨阿基里斯腱附著處2～5 cm以內的地方，大多數患者會伴隨其周圍腫脹及發熱 圖8-6 。

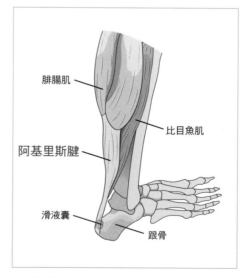

腓腸肌

比目魚肌

阿基里斯腱

滑液囊

跟骨

圖8-6　阿基里斯腱炎
阿基里斯腱炎的主要原因為過度使用（overuse），不過也有人指出導致阿基里斯腱伸展性低下或列位不良的內翻膝、旋前足、高足弓等情況也會引起阿基里斯腱炎。

阿基里斯腱炎的主要原因為過度使用（overuse），不過也有人指出導致阿基里斯腱伸展性低下或列位不良的內翻膝、旋前足、高足弓等情況也會引起阿基里斯腱炎。

這種阿基里斯腱炎及阿基里斯腱周圍發炎主要是肌腱周圍的腱周組織發炎，伴隨著阿基里斯腱周圍的腫脹、發熱、壓痛，很少會伴隨肌腱本身的變化。

阿基里斯腱炎大多會因為打籃球反覆的跳躍動作、在橄欖球場的柔軟草皮練習踩得深等時候發作。此外田徑賽中，跑法對站立腳衝擊大的選手或常在坡道上下的選手也很常發病。產生阿基里斯腱炎的病例分為足部結構強韌踝關節背屈受限的類型，以及足部結構（尤其是足弓）柔軟的類型。

足部結構強韌類型在站立中期以後發生的腳跟離地（HR）會提早，此時伴隨著強烈的膝關節伸展，因此增大踝關節底屈力矩，讓踝關節底屈肌呈現過度緊繃的狀態 圖8-7 。這種類型的患者大多主訴小腿肚緊繃，也可說是特徵。

此外，足部結構（尤其是足弓）柔軟類型的特徵是在站立後半期會伴隨著膝關節屈曲、踝關節背屈、距下關節旋前，而且這些動作也會在阿基里斯腱周遭產生局部的伸展應力 圖8-8 。

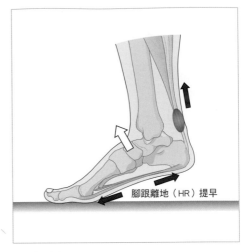

圖8-7 伴隨足部結構強韌產生力學負荷的類型

在站立中期以後發生的腳跟離地會提早，由於伴隨著強烈的膝關節伸展，因此會讓踝關節底屈肌過度緊繃。

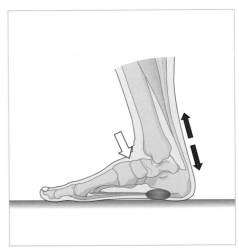

圖8-8 伴隨足部結構（尤其是足弓）柔軟產生力學負荷的類型

站立後半期會伴隨著膝關節屈曲、踝關節背屈、距下關節旋前，在阿基里斯腱周遭產生局部的伸展應力。

由此可知，對足部結構強韌類型的患者來說，要讓後足部輕微旋前，稍微降低足弓，有必要誘導踝關節稍稍轉往背屈方向。除此之外，要拉伸緊繃的腓腸肌，減輕阿基里斯腱的機械應力，這些是本疾病的治療目標。

再者，對足部結構（尤其是足弓）柔軟的患者來說，要讓後足部輕微旋後，提高內縱弓，有必要誘導踝關節從背屈位轉往底屈方向。除此之外，為了維持橫弓最好也加上強化腳趾內在肌，這些是本疾病的治療目標。

2）夾脛症

夾脛症（shin splints）一詞是用於稱呼主要症狀為反覆跑步或跳躍等活動，或者用力重複踝關節底屈背屈運動時產生小腿疼痛的症候群。對肌肉、肌腱施加慢性的機械刺激也會產生這種情況。最典型的是在小腿後內側中下1/3部分出現壓痛，一般所謂的夾脛症就是指這種狀態，除此之外還有在小腿前外緣出現壓痛的狀態，前者稱為脛骨後側疼痛（posterior shin splints），後者稱為脛骨前側疼痛（anterior shin splints）。

廣義夾脛症是包含脛骨前肌在內小腿疼痛的總稱。此處指的是臨床上最常見、產生在脛骨後內側，尤其中間1/3到下側1/3部分的疼痛（posterior shin splints）。此類型的夾脛症據說占了跑者障礙的10～15%，占了所有種類體育選手小腿障礙的60%。

雖說夾脛症的病因大多是由脛骨後肌的張力所引起的，但最常疼痛的下側1/2也不過有比目魚肌的筋膜附著而已。Beck等人認為病因並非以往所說的脛骨後肌，而是比目魚肌、屈趾長肌、小腿深筋膜3者施加機械應力的緣故 圖8-9 。此外，Michael等人嘗試讓受試者墊腳尖、收縮比目魚肌來重現症狀，認為病因是比目魚肌腱膜產生的機械應力。

本疾病的力學負荷產生於站姿的腿跟角（跟骨軸與阿基里斯腱形成的角度），主要起因為足部旋前，其

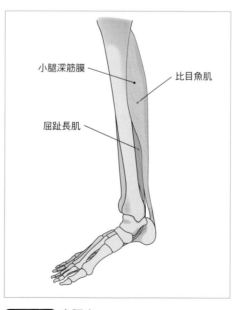

小腿深筋膜

比目魚肌

屈趾長肌

圖8-9 夾脛症
雖然夾脛症的病因據說大多是由脛骨後肌的張力所引起的，但是最常疼痛的下側1/2部分也不過有比目魚肌的筋膜附著而已。

3. 足部、踝關節疾病 201

疾病別主要問題點與改善切入點

8

特徵為站立期、跑步動作時足部也會強力旋前 **圖8-10** 因此以比目魚肌為中心的小腿內側肌群會受到拉伸，肌肉也會緊繃，變得在小腿內側大範圍地出現壓痛。

此外隨病例不同，並非完全沒有足部旋後的情況，絕對不能忽視。如果是足部旋後，筆者認為原因並非對比目魚肌等肌肉施加的機械應力，而是對骨頭或骨膜施加擠壓應力所造成的。換句話說，本疾病分為以足部旋前為主體的類型，以及以足部旋後為主體的類型，有必要將此觀念先放在心上。

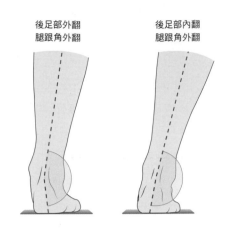

右腳後側觀

後足部外翻　　　　後足部內翻
腿跟角外翻　　　　腿跟角外翻

a：以旋前為主體的類型

圖8-10 後足部角與腿跟角
夾脛症的力學負荷大多與足部旋前有關。

由此可知，對以足部旋前為主體的患者來說，要誘導距下關節旋後，提高舟狀骨及內側、中間楔骨。除此之外，要加強已經弱化的踝關節內翻肌，讓足部結構能更以中間位活動，這些是本疾病的治療目標。

再者，對以足部旋後為主體的患者來說，要誘導距下關節稍稍旋前，降低舟狀骨及內側、中間楔骨。除此之外還要引導出踝關節的可動性，這些是本疾病的治療目標。

3）足底筋膜炎

足底筋膜是由非彈性的膠原蛋白纖維縱向排列成範圍寬、非伸縮性且密集的帶狀物所組成，

與足部內在肌一起維持足弓。足弓在走路等負重時具有重要的緩衝作用，維持足弓的足底筋膜容易因為牽引刺激產生發炎。體育運動中最常發生在長距離跑者身上，而經常跳躍的排球、籃球及田徑的跳躍選手身上也可見到。發生頻率最高的是在足底筋膜內側纖維帶起端發炎（起端、肌腱處），這種足底筋膜炎的疼痛分為觸地時疼痛以及蹬地時疼痛，發生的機轉不同[※]。

※ 足底筋膜炎：足底筋膜炎的疼痛分為觸地時疼痛以及蹬地時疼痛，不過大多是在觸地時疼痛。再者，各位有必要先了解，即使蹬地時足底筋膜承受了力學負荷，但觸地時是直接對發炎部位施加負重，因此疼痛程度是觸地時較強。

臨床上足底筋膜炎是種不論男女老幼都很常見的疾病，因此以下將分類型進行說明。此外，為了各位更容易理解，有關本疾病的內容已製成影片，歡迎掃描下列圖片中的QR碼參閱 圖8-11 、 圖8-12 、 圖8-13 。

① 足部結構柔軟隨之產生力學負荷的類型 圖8-11

這種類型的HR會延遲，在站立末期（TSt）時用過度踝關節背屈及足弓低下的狀態蹬地，所以會對足底筋膜及阿基里斯腱產生伸展應力。臨床上HR的延遲及用過度背屈位蹬地與足弓低下關係密切。

由此可知，對此類型的患者來說，為了促使足壓中心提早往前方移動，要誘導距下關節旋後，尤其要維持橫弓楔骨處及蹠骨後方部分，抑制足弓低下，這些是本疾病的治療目標。

② 足部結構強韌隨之產生力學負荷的類型 圖8-12

由於此類型會提早HR，在TSt時腳趾伸展強烈，因此拉伸足底筋膜，過度的踝關節底屈力矩用力牽扯阿基里斯腱。

由此可知，對這種類型的患者來說，為了抑止腳趾伸展，延緩HR、拉伸足底筋膜或小腿三頭肌很有效。除此之外，觀察並抑制站立後半期足壓中心（COP）的往內及往外偏移，

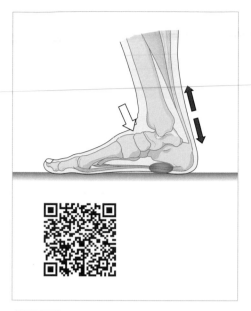

圖8-11 足部結構柔軟隨之產生力學負荷的類型
TSt時用過度踝關節背屈及足弓低下的狀態蹬地，所以會對足底筋膜及阿基里斯腱產生伸展應力。

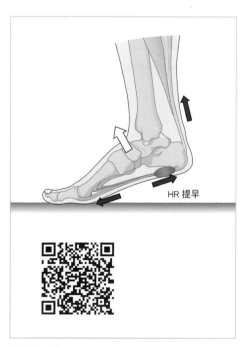

HR 提早

圖8-12 足部結構強韌隨之產生力學負荷的類型
由於會提早HR，在TSt時腳趾伸展強烈，結果拉伸足底筋膜，過度的踝關節底屈力矩用力牽扯阿基里斯腱。
此外，以上內容已製成讓各位更容易理解的影片，歡迎掃描上方圖片中的QR碼參閱。

這些是本疾病的治療目標。

③ 伴隨足部旋前產生力學負荷的類型 圖8-13

這種類型分為以承重反應期（LR）為主體的情況，與以TSt為主體的情況。無論哪種情況都會因為足部旋前拉伸到足底筋膜及阿基里斯腱內側部分。

由此可知，對這種類型的患者來說，強化踝關節內翻肌，或利用鞋墊來抑制旋前，是本疾病的治療目標。此外，本類型患者大多呈現股骨過度內轉及上側軀幹後方位。股骨內轉會更加助長足部旋前，因此最好加上強化髖關節外轉肌及改善胸椎後彎。

此外， 圖8-14 是這3種類型代表性的足部結構破損範例，也請各位參考。

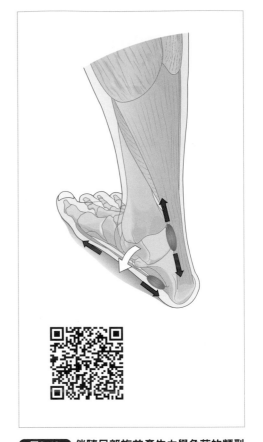

圖8-13 伴隨足部旋前產生力學負荷的類型

足部旋前會拉伸到足底筋膜及阿基里斯腱內側部分。
此外，實際施行方法已製成影片，歡迎掃描上記QR碼參閱。

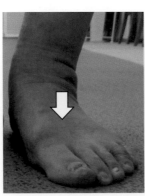
a：足弓低下

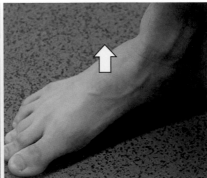
b：足弓抬高

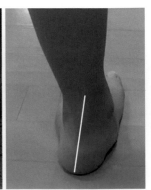
c：足部旋前

圖8-14 足部的結構缺損

筆者會區別「足弓低下」及「足部旋前」。
a：所謂足弓低下，指的是帳篷狀足弓下沉的狀態。
b：臨床上也有足弓沒低下、結構卻缺損的情況，這種缺損會產生在足部結構強韌的腳上。
c：所謂足部旋前，指的是不論有無足弓低下，足部整體旋前的狀態。

4）副舟狀骨疼痛

副舟狀骨疼痛指的是在踝關節內側的內髁稍稍前下方處，出現伴隨壓痛的腫脹，這在走路或運動時會伴隨著疼痛。副舟狀骨的英文為Accessory navicular bone，位於舟狀骨內側，被認為包覆在附著於舟狀骨粗隆下方的脛骨後肌部分肌腱中，是塊種子骨 圖8-15 。

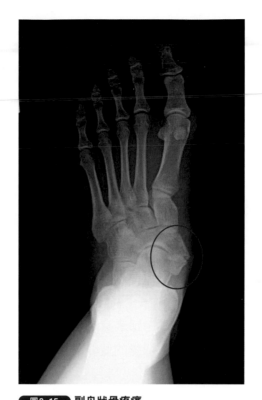

據說10％的正常人有這塊骨頭，其中呈現副舟狀骨疼痛症狀的也占了整體的10～30％，有人從10歲左右的小學時期起就有症狀，大多數是女性。臨床上能以足部旋前為基礎，認為是因為副舟狀骨周圍組織受到拉伸誘發了疼痛，以此來應對。此外，踢足球時用腳內側傳球承受直接衝擊也會誘發疼痛，還有因為體育運動時踝關節扭傷等外傷誘發疼痛，或者穿很緊的鞋子、雪靴等堅硬的鞋類壓迫同個部位而引起發炎等情況。

由此可知，為了抑制足部旋前，要誘導距下關節旋後，更要提高舟狀骨及內側、中間楔骨便有效果。接著最好要強化虛弱的踝關節內翻肌，讓足部結構更加能以中間位活動。此外，在踢足球或滑雪中如果副舟狀骨直接受到壓迫，要免除直接施加於外脛骨的壓力，這些是本疾病的治療目標。

8

4. 總結

　　以上介紹了髖關節、膝關節、踝關節常見的代表性疾病與其治療目標。身為讀者，說不定希望能更理解更多詳細的治療方法。不過本書不提各項方法，反而著眼於說明各疾病的治療目標，理由在於筆者並不希望閱讀到此處的讀者們只知道「how to」（如何）治療。

　　「A老師說過，這個部位疼痛可以施行這個方法」、「這種疾病有實證，所以施行這種治療」，思考如此僵化的治療師不在少數，而筆者並不認為擁有如此思維的治療師能夠持續成長。根據評估掌握患者疼痛及機能障礙的要因、訂定出適切的治療目標，是治療過程中最重要的一步。決定好治療目標後，不論使用何種手段，必須要思考「如何能達成該治療目標？」、「如何才能消除眼前患者的痛苦？」。然後，筆者深切期望各位能成為如此認真思考的臨床專家。

　　正如先前提過好幾次的，臨床實踐是反覆驗證假設。筆者確信，身為臨床專家持續成長，依靠的並非單純掌握理論的治療，誠摯面對眼前患者反覆驗證假設才是最重要的。

　　閱讀完本書的讀者如果能接受此想法，成為捨棄成見、掌握眼前患者現實與真相的臨床專家，實屬萬幸。筆者也相信，你可以的。

參考文獻

1）入谷誠：入谷式足底板セミナー -上級編- 資料. 身体運動学的アプローチ研究会後援，2014.
2）Beck BR，Osterung LR：Medial tibial stress syndrome：The location of muscles in the leg in relation to symptoms. J Borle Joint Surg 76-A：1057-1061，1994.
3）Michael RH，Holder LE：The soleus syndrome-A cause of medial tibial syndrome（shin splints）. Am J Sports Med 13（1）：87-94，1985.

後記

　　非常感謝各位閱讀這本入谷老師最後的作品——《入谷式物理治療評估與實務》。我自走入臨床第1年成為入谷誠的學生起，便一路看著入谷老師臨床實務的變遷。入谷老師30多歲左右成為臨床專家，風格獨特，這很難用言語說明，硬要說的話，感覺他就是實實在在「無限可能性的臨床專家」。

　　入谷老師總是擁有自己的哲學，總是懷抱著持續「成長」想法。正因為如此，他的臨床實務總是在不停進化，評估方法及治療手技變化多端貼合現實。然後從無窮盡的思路衍生各式各樣的進展，產生常識無法想見的臨床結果。根據其思路誕生的手技及思考方式，真的都相當令人躍躍欲試。

　　這本《入谷式物理治療評估與實務》正是其反覆進化的集大成。我想對閱讀到最後的讀者們來說，應該有很多覺得「難懂」、「矛盾」之處吧，不過在這些普通人感到「難懂」、「矛盾」之處的前方，有著入谷老師的發現，我是這麼理解的。

　　萬望各位理解這本是無論閱讀多少次都感覺很困難的書籍，與此同時，身為出版社社長的我也獨斷地感覺這本書就好，因為我認為這本書並非馬上就能給出解答的書籍，而是「原來那位傳說中的臨床專家說的是這樣啊」、「都這個時代了還有知道這種事情的臨床專家啊」，事後回想才理解其厲害的書籍。總而言之，如果讀者們能汲取本書流露出的厲害之處，便令人感到欣慰。

　　本人終究無法模仿入谷老師，此外，我也沒想過要在臨床上做同樣的事。原因在於入谷老師是天才臨床專家，而我不過是個平常人。然而我總是希望以入谷老師教授的「生活哲學」及「治療概念」為基礎，展現出專注追求成長、不滿於現狀的臨床專家態度給入谷老師看。後來成為真正的臨床專家，我相信替更多人做出貢獻，是入谷老師最感到欣慰的事，我想透過如此方式來報答老師的恩情。

最後在下面跟各位介紹刻在入谷老師墓碑上的話，充滿入谷老師對臨床不變的意願。希望讀者們看過之後能有深刻體悟，沒有比這更令人高興的事了。

Condition Labo 所長
運動與醫學出版社股份有限公司 社長
園部 俊晴

哲學並非學習來的　而是要自己創造的

不靠自己親身推進不行

今天要比昨天進步、明天要比今天進步，
時常懷抱著努力成長的心態很重要

每天都要認真面對臨床實務！

要專心致志診斷患者喔

能靠著最喜歡的工作養活自己的我很幸福

多希望年輕人會說當物理治療師真好

入谷式物理治療評估與實務

出　　　　版／楓葉社文化事業有限公司

地　　　　址／新北市板橋區信義路163巷3號10樓

郵 政 劃 撥／19907596　楓書坊文化出版社

網　　　　址／www.maplebook.com.tw

電　　　　話／02-2957-6096

傳　　　　真／02-2957-6435

作　　　　者／入谷誠、園部俊晴

插　　　　畫／谷本健

翻　　　　譯／李依珊

責 任 編 輯／陳鴻銘

內 文 排 版／謝政龍

港 澳 經 銷／泛華發行代理有限公司

定　　　　價／980元

初 版 日 期／2024年5月

國家圖書館出版品預行編目資料

入谷式物理治療評估與實務 / 入谷誠, 園
部俊晴作；李依珊譯. -- 初版. -- 新北市：
楓葉社文化事業有限公司, 2024.05
面；　公分
ISBN 978-986-370-678-6（平裝）

1. 物理治療

418.93　　　　　　　　　113004227